임상화학 실무

The Practice of Clinical Chemistry

이 인 수 ‖ 著

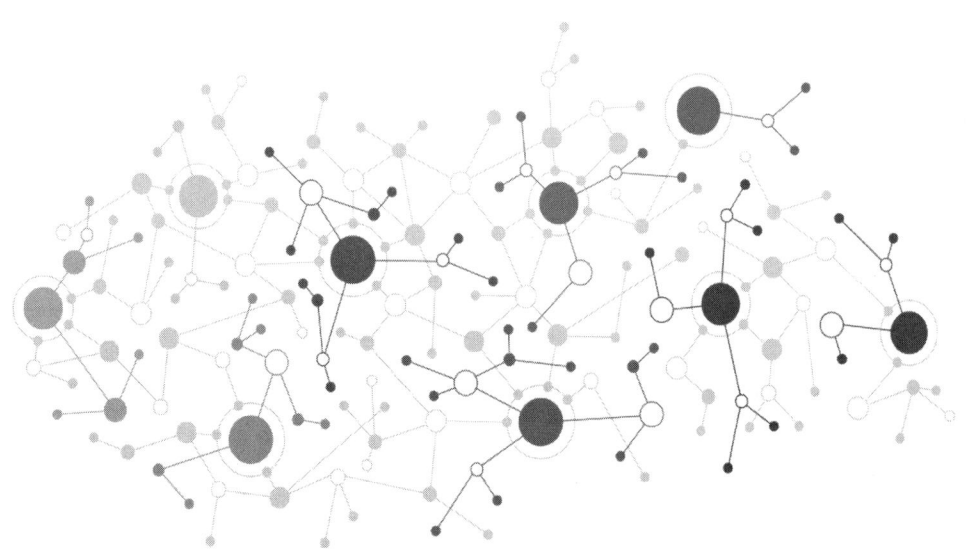

목 차

제1장 검사실 안전 … 3

제2장 임상화학 검사의 기초 … 17

제3장 용량기구 … 27

제4장 검사실 기구 … 37

제5장 광학 분석 … 47

제6장 질관리 … 55

제7장 탄수화물 … 67

제8장 단백질 … 81

제9장 지질 … 101

제10장 효소 … 121

[부록] … 141

[참고문헌] … 171

[색인] … 172

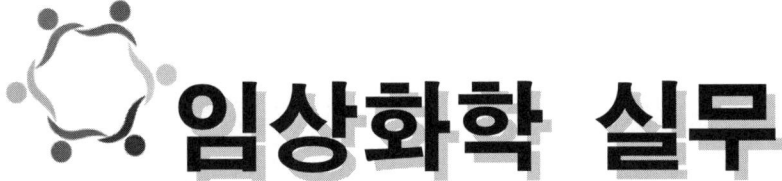

임상화학 실무

The Practice of Clinical Chemistry

이 인 수 ∥ 著

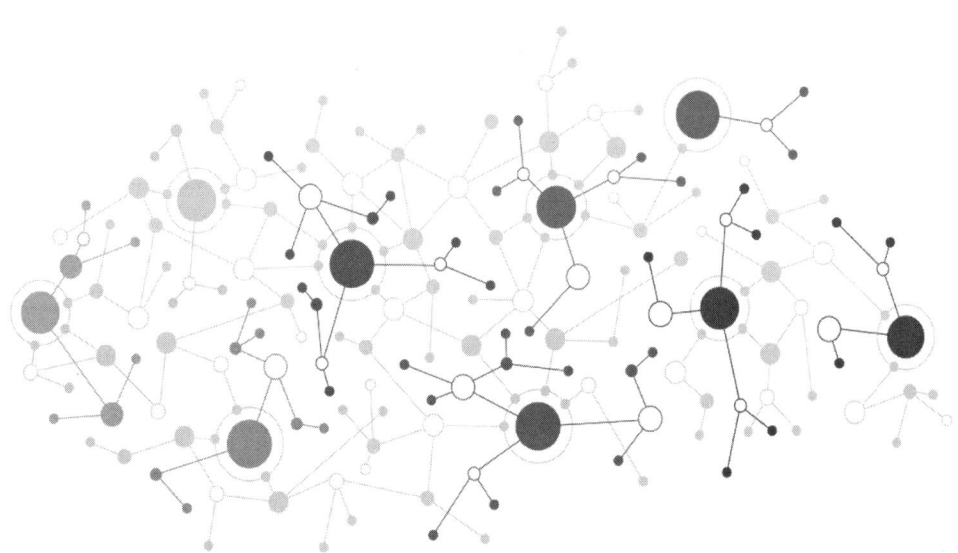

제1장 검사실 안전

　임상병리사가 종사하게 되는 각종 검사실에는 검사에 사용되는 많은 전기기구들과 인체에 유해한 시약들이 존재하며, 더불어 검사에 사용되는 검체는 감염성을 나타낼 수 있기 때문에 검사자는 항상 여러 가지 잠재적 위험 요소에 노출되어 있다. 그렇기 때문에 검사자가 안전하게 업무를 수행하기 위해서는 이런 잠재적 위험요소가 무엇이며, 그에 대한 안전규칙 및 안전예방대책을 잘 숙지하고 있어야 하겠다. 검사실의 잠재적 위험에는 표 1-1과 같이 분류할 수 있다.

표 1-1. 검사실의 잠재적 위험

종 류	위험인자	가능한 상해
생물학적 위험	감염성 인자	세균, 진균, 바이러스 또는 기생충 감염
예리한 물건 위험	주사바늘, 란셋, 깨진 유리	베이거나 찔림, 혈액-매개성 병원체의 노출
화학적 위험	방부제 및 시약	독성, 발암성 또는 부식성 인자에 노출
방사능 위험	장비 및 방사성 동위원소	방사선에의 노출
전기적 위험	비접지 또는 젖어있는 장비, 낡은 코드	화상 또는 쇼크
화재/폭발 위험	버너, 유기 화학물질	화상 또는 사지절단 등의 중상
물리적 위험	젖은 바닥, 무거운 박스, 환자	낙상, 염좌, 근육 긴장

□ 생물학적 위험 인자

　의료기관에서 취급하는 검체에는 잠재적으로 인체에 유해한 미생물이 존재할 가능성이 있다. 또한, 이 미생물의 전파에 따른 2차 감염이 발생할 수 있다. 따라서 미생물의 전파 경로에 대해서 이해하고 이를 예방하는 것이 중요하다.
　감염에 영향을 주는 인자에는 크게 감염원, 숙주, 환경(전파경로)으로 분류할 수 있으며, 이들이 연속적으로 연결되었을 때 감염이 발생된다. 따라서 이들의 연속적인 연결고리를 차단함으로써 감염을 예방할 수 있다. 검사실에서의 감염원으로는 유해한 미생물에 오염된 검체와 감염된 환자가 될 수 있으며, 이들은 직접접촉이나 간접접촉에 의해서 숙주로 전파되어 감염을 유발할 수 있다. 직접접촉은 숙주가 감염된 환자나 감염된 검체 또는 물건에 접촉하는 것으로 발생되며, 간접접촉은 감염된 환자나 검체로부터 발생한 에어로졸의 흡입이나, 곤충 등의 매개체에 의해서 발생 할 수 있다. 이러한 감염을 유발할 수 있는 생물학적 유해물질을 나타내는 세계 공통의 표식은 그림 1-1과 같다.

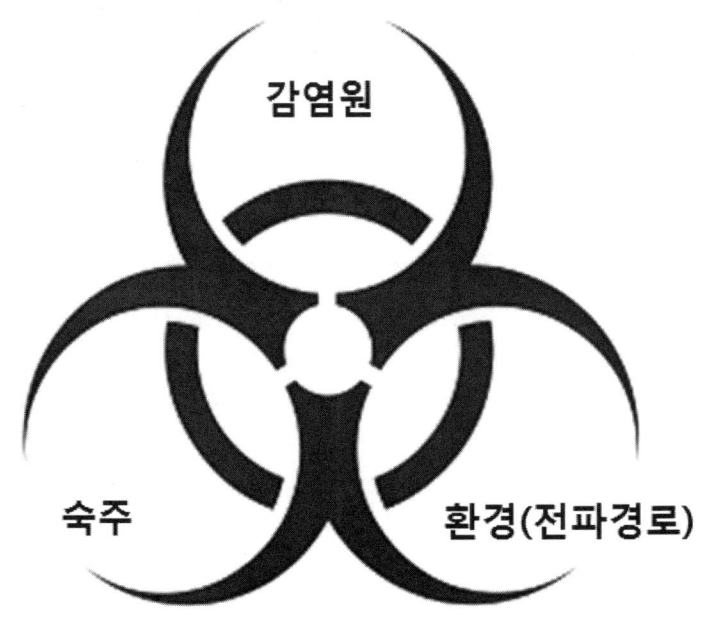

그림 1-1 생물학적 유해물질(Biohazard) 기호

앞서 언급했듯이 감염은 이들 3가지 요소가 연속적으로 연결되어야 발생되므로 각각의 연결고리를 차단함으로써 예방이 가능하다. 즉, 감염원은 손 씻기, 생물학적 위험 노폐물 처리, 탈오염 검체 처리로 숙주는 표준예방대책, 예방접종, 건강한 생활 습관 등으로 환경(전파경로)은 손 씻기, 개인보호장비 착용, 에어로졸 예방, 멸균장비, 해충관리 등으로 차단하여 감염사슬의 완성을 방지할 수 있다. 이들 중에서 개인보호장비 착용과 손 씻기는 가장 간단한 예방 수단이 될 수 있다. 개인보호장비에는 장갑, 마스크, 보안경, 안면보호대, 가운 등이 있다. 손 씻기는 감염 예방을 위해서 가장 간단하면서도 중요한 방법으로 아래와 같은 경우에는 즉시 시행하여야 한다.

첫째, 장갑의 착용 유무와 관계없이 혈액, 체액, 분비물 등의 오염 가능성 물질을 만졌을 경우

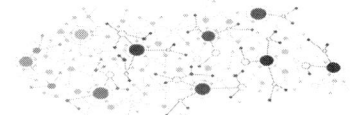

둘째, 환자와 접촉했을 경우
셋째, 같은 환자라도 다른 신체 부위를 만지기 전

   손 씻기는 간단한 감염예방 방법이지만 많은 사람들이 올바르게 손 씻는 방법을 모르는 경우가 많이 있다. 올바른 손 씻기 방법은 아래와 같다.

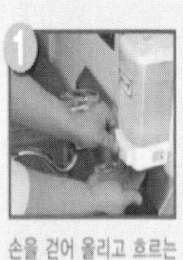
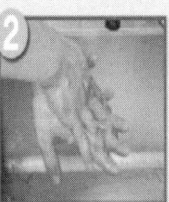
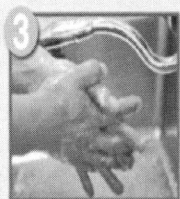
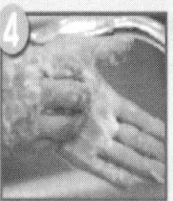
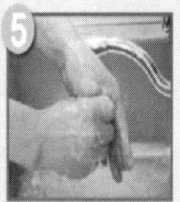
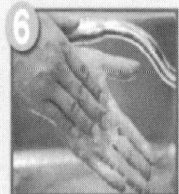
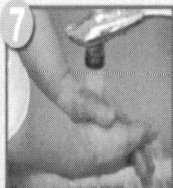
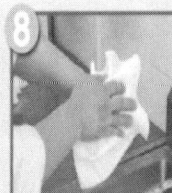
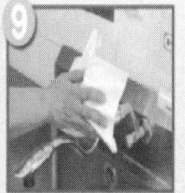
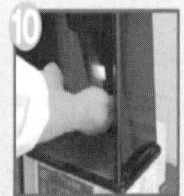

   소변을 제외한 모든 생물학적 유해물질의 폐기는 생물학적 위험 기호가 있는 용기에 담아서 소각이나 고압멸균에 의해 탈오염화 처리를 한다. 생물학적 유해물질의 범주는 검체뿐만아니라 검체가 묻은 모든 물질이 해당된다. 일반적으로 소변 검체의 경우는 검사실의 싱크대에 밖으로 튀지 않도록 조심해서 버리고 검체를 버린 후에는 수돗물이 흘러넘치지 않도록 주의하고 싱크대는 1:5 또는 1:10으로 희석한 하이포염소산나트륨으로 매일 소독한다. 또한, 검사실에서 위험물질의 노출시 완벽히 처리할 수 있도록 다양한 흡착제 및 폐기물 보관 bag, 적절한 도구가 들어 있는 스필키트(spill kit)의 비치를 권장한다. 아래 그림은 혈액용 스필키트로 마스크, 일회용 가운, 일회용 장갑, 일회용 비닐봉투, 종이타월 30장, 계량컵 등으로 구성되어 있다(그림1-2).

사용방법은 아래와 같다.

1. 일회용 비닐봉투를 열어둔다.
2. 마스크, 장갑을 착용한다. 누출된 혈액, 체액의 양이 많아 의복과 점막을 오염시킬 우려가 있다고 판단되면 필요에 따라 가운을 착용한다.
3. 혈액이 엎질러진 곳에 종이타월을 덮고 10배 희석 락스(락스 10cc + 물 90cc)를 부은 후 닦아낸다.(2회 반복)
4. 사용한 타월과 장갑, 마스크, 가운은 비닐봉투에 넣은 후 의료폐기물 전용 용기에 폐기한다.

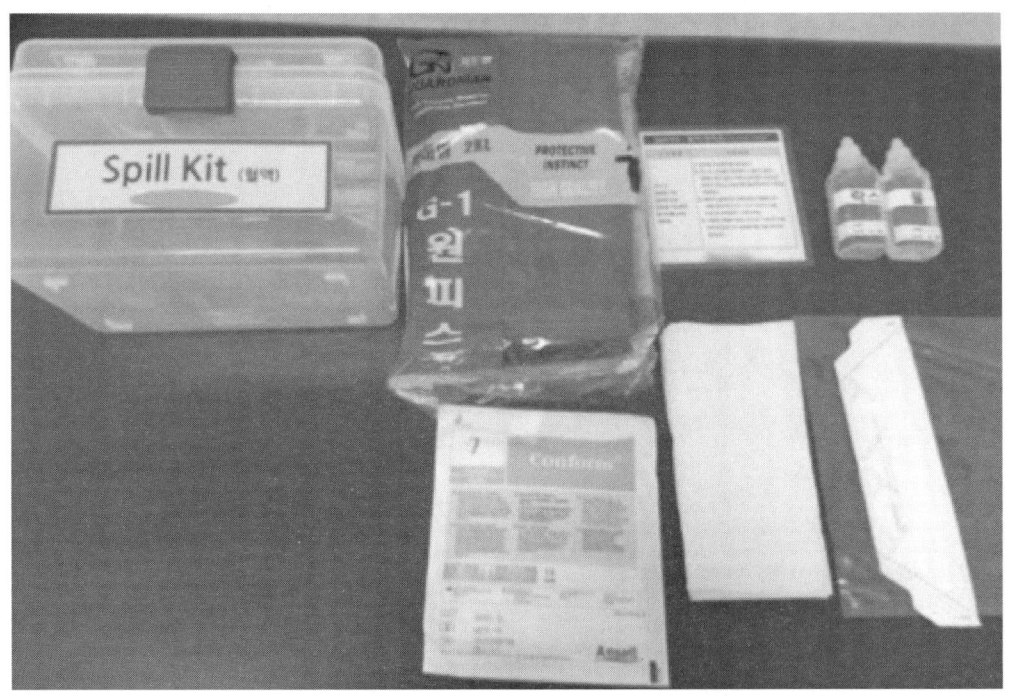

그림 1-2 스필키트(spill kit) 혈액용

□ 예리한 물건 위험 인자

임상검사실에는 채혈에 주사기 바늘, 란셋, 깨진 유리기구 등과 같이 신체에 상해를 입힐 수 있는 물건들이 있으며, 이들은 혈액-매개성 감염원을 전파할 수 있는 잠재적인 위험 인자들이다. 따라서 이들은 전용 폐기용기에 버려야 한다. 특히, 주사기 바늘은 전용 관통-내구성 폐기통에 버린다(그림 1-3).

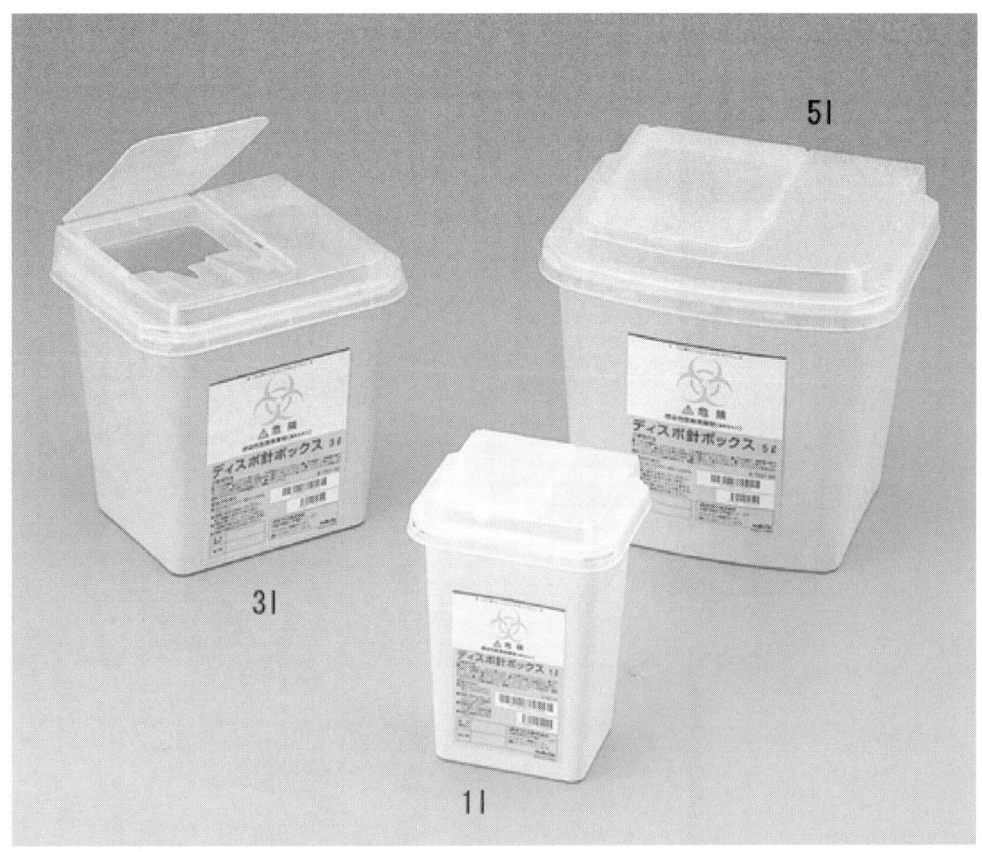

그림 1-3 주사기 바늘 폐기용 박스

□ 화학적 위험인자

검사실에 있는 모든 화학약품들은 위험성이 있는 것으로 간주하고 그에 대응하여야 한다. 화학약품이 피부에 묻었을 때 가장 적절한 대응방법은 묻은 부위를 물로 충분히 씻어내는 것이기 때문에 검사실내 근무자들은 응급샤워기와 눈 세척기(그림 1-4)의 위치를 숙지하고 화학약품 노출시에 바로 대처할 수 있어야한다. 또한, 화학약품을 중화시키기 위해서 피부에 화학약품을 발라서는 절대 안된다. 그리고 오염된 옷은 가능한 신속히 벗어야하고 검사실 내에는 방호복, 비반응성 흡수물질 등으로 구성된 유해화학물질 유출용 스필키드를 비치해야 한다.

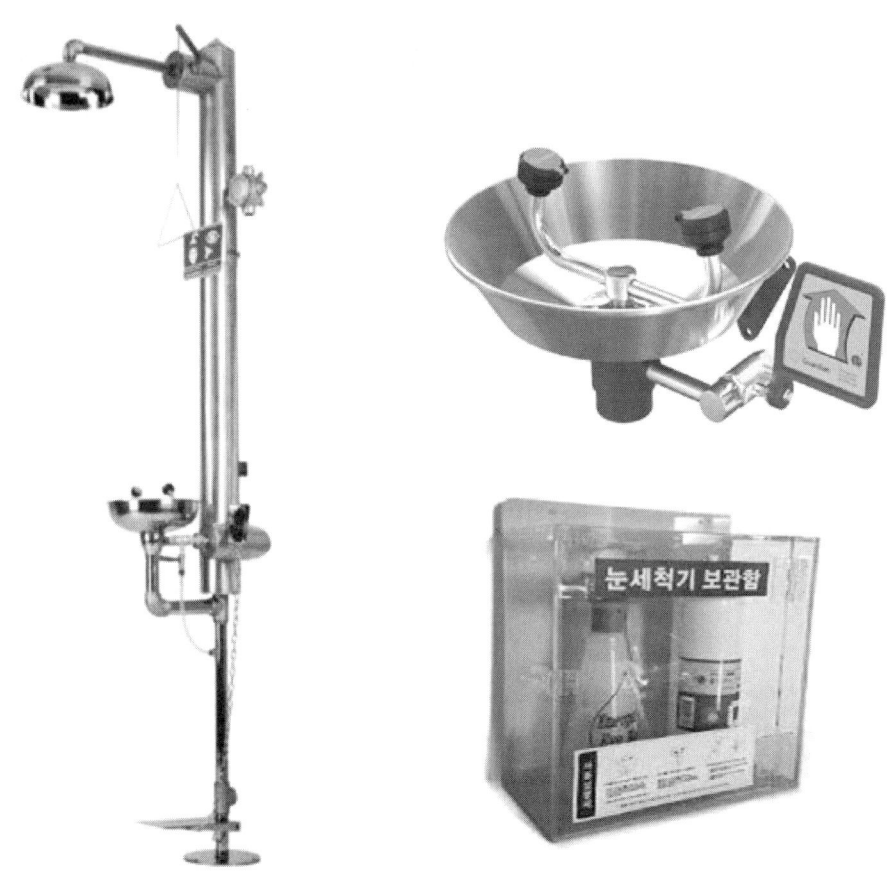

그림 1-4 응급샤워기와 안구세척기

    화학약품의 취급시에는 특별한 지시가 없는 한 화학약품을 동시에 혼합하면 안되며, 화학약품의 특성을 고려하여 순서를 정해서 보안경을 착용하고 증기후드 내에서 혼합을 해야 안전하다. 그리고 용량 계측이 필요할 경우에는 안전 필러 같은 안전기구를 이용해야한다.
    화학약품 중에서 유해성 약품은 그림 1-5와 같은 유독성(poisionous), 부식성(corrosive), 발암성(carcinogenic), 인화성(combustible), 산화성(oxidizing agent) 등을 의미하는 라벨을 붙여야한다. 또한, 미국 국립화재예방협회(national fire protection association, NFPA)에서 개발한 화재 위험성 물질 분류 라벨로 표식을 할 수도 있다. 이 라벨은 다이아몬드 모양을 4가지 색으로 구분하여 건강 위험, 인화성, 반응성, 약품의 특성에 관한 정보를 나타낸다(그림 1-6). 화학약품에 대한 더 자세한 자료는 약품 구매시 제조사에서 제공하는 물질안전자료(material safety data sheet, MSDS)에서 확인할 수 있다. 검사실에서는 사용하는 화학약품에 대한 물질안전자료를 시약보관장소에 함께 비치해 두어야 한다. 모든 화학약품에 대한 물질안전자료는 안전보건공단 홈페이지(http://msds.kosha.or.kr)에서도 다운받을 수 있고 화학약품의 경고표지도 작성하여 출력할 수 있다.

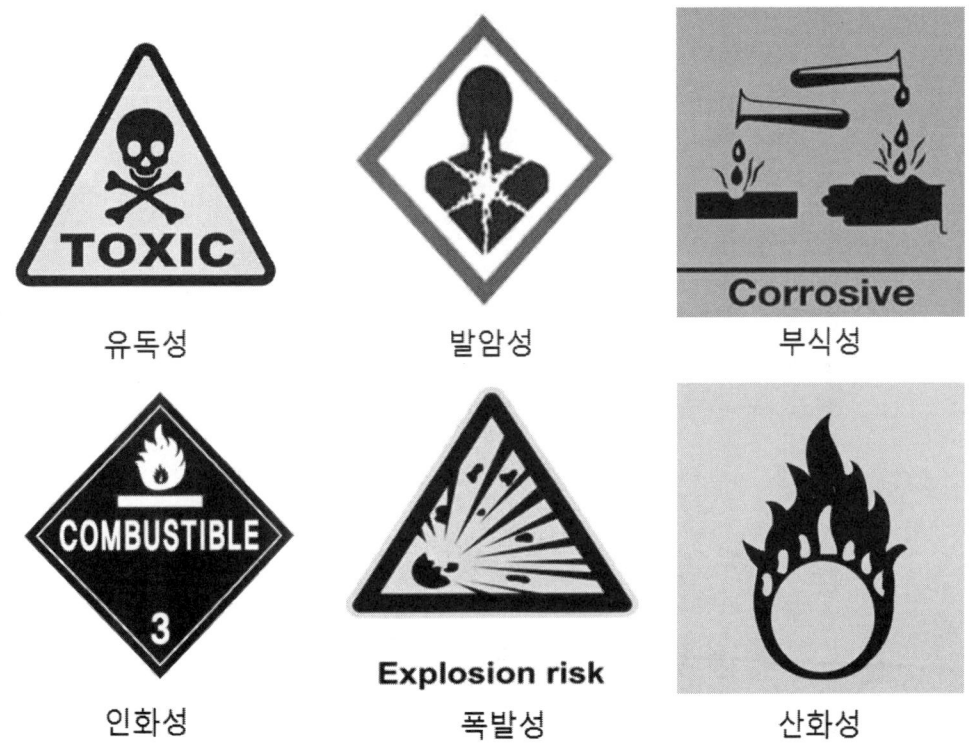

그림 1-5 유해성 화학약품 라벨

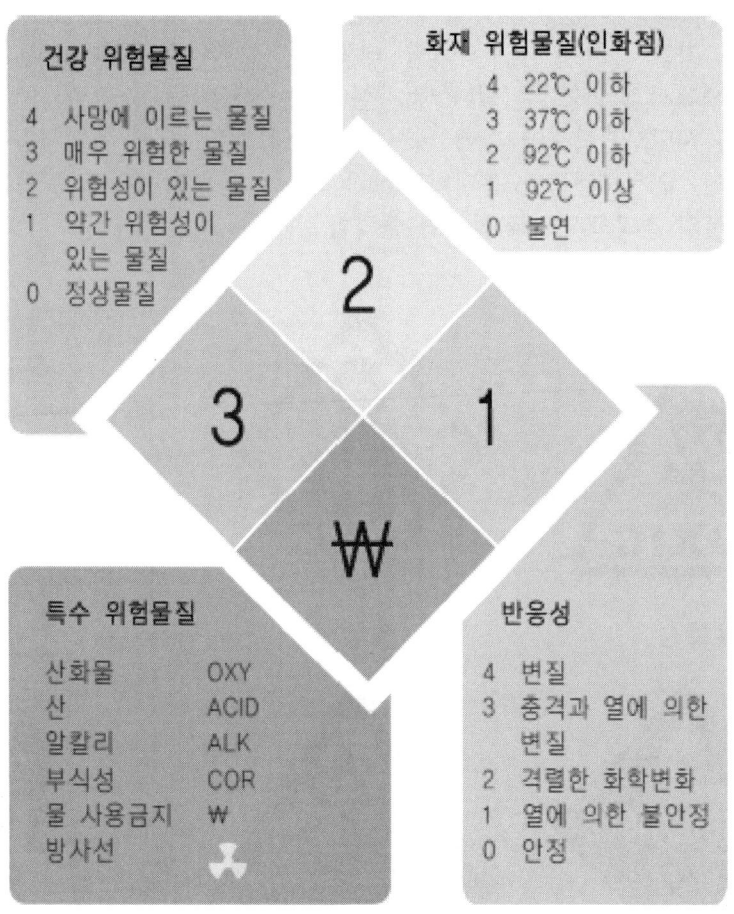

그림 1-6 NFPA 화학적 위험 물질 분류표식

□ 방사능 위험 인자

　방사성 동위원소를 사용하는 검사실에서 방사능에 노출될 수 있다. 임상검사실에서의 방사능 노출은 매우 적어 위험성이 적지만 방사선의 효과는 노출에 비례하여 축적되고 노출정도는 시간, 거리, 차폐물에 따라 결정된다. 따라서 방사능 물질을 사용하는 모든 구역의 출입문에는 방사능 위험을 나타내는 기호를 붙이고 개인의 방사능 노출정도를 확인할 수 있는 장비를 착용하여야 한다(그림 1-7).

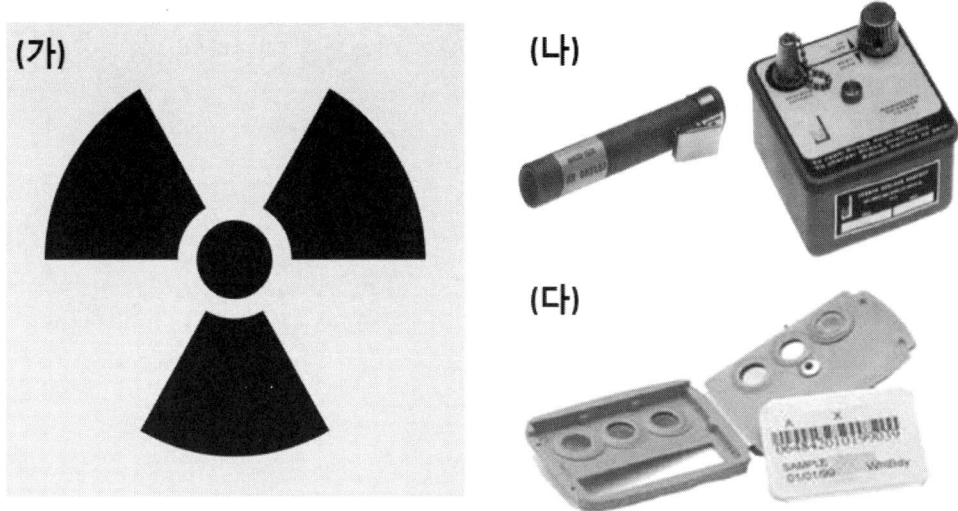

그림 1-7 방사능 위험 기호 (A) 포켓선량계 (B) 필름뱃지 (C)

☐ 전기적 위험 인자

검사실에서 사용하는 전기기구는 젖은 손으로 만지면 감전의 위험 있으므로 주의하여야하고 장기간 사용중인 장비는 전기코드가 노후화 되지 않았는지 과부하가 걸리지 않았는지를 주기적으로 체크하여야 한다. 젖은 기구의 경우는 완전히 건조시킨 후 사용하여야며 모든 플러그는 접지장치가 있는 것을 사용해야 한다. 또한, 검사실내 전기기구에는 전기적 위험 기호를 부착하여야 한다.

☐ 화재/폭발 위험 인자

검사실에서는 화학약품이나 전기 등의 원인으로 인한 화재시를 대비하여 탈출경로와 대처방안을 상세히 수립하여야하며 검사실 종사자들은 이를 잘 숙지하고 있어야 한다. 만일 화재가 발생하게 되면 아래와 같은 순서로 대처해야 한다.
1. 위험에 처한 사람을 구조한다.
2. 화재 경보시스템을 작동시킨다.
3. 영향이 미치는 곳의 모든 문을 닫는다.
4. 가능하면 소화를 시도하고 그렇지 않으면 탈출한다.

그리고 검사실에는 화재발생 가능 유형에 따른 소화기를 항시 구비하고 있어야 하며 화재발생시에 사용할 수 있도록 사용방법을 숙지하고 있어야 한다. 소화기의 작동방법은 아래와 같다.

1. 안전핀을 뽑는다.
2. 호스를 잡고 바람을 등지고 서서 화염의 아래쪽을 겨냥한다.
3. 손잡이를 잡고 힘을 줘 조인다.
4. 호스를 좌우로 돌리면서 분사한다.

§ 실무능력 다지기

01. 검사실에서 사용하는 화학약품의 물질안전자료를 검색하여 다운로드하여 아래 같은 경고표지를 직접 만들어 보자.

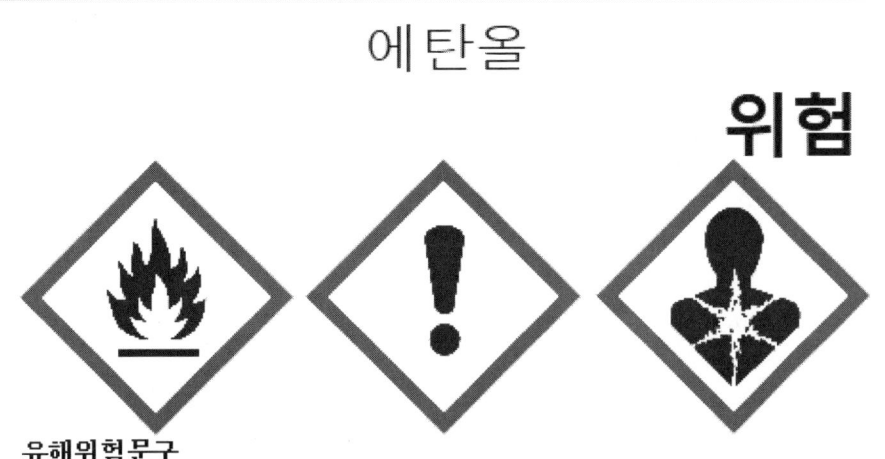

14 | 임상화학 실무

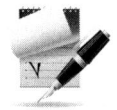

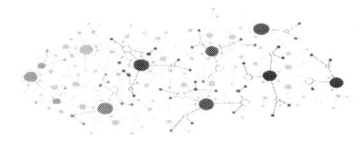

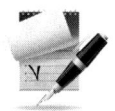

16 I 임상화학 실무

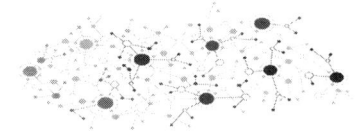

제2장 임상화학 검사의 기초

□ 측정단위

임상화학 검사에서는 검사결과를 정량적으로 표시하기 위해서 여러 단위를 사용하고 있다. 임상화학 검사는 활용된 검사법에 따라서 관용적인 단위를 사용하는 경우도 있어서 최근 들어서는 단위의 통일을 위해서 국제단위계(Système international d'unités, SI)를 사용할 것을 권고하고 있다. 일반적으로 많이 사용하는 국제단위계의 기본단위는 표 2-1에 나타내었다. 그리고 SI 기본단위가 너무 크거나 작을 때는 단위 앞에 표 2-2와 같은 접두어를 붙여서 간단히 표기한다.

표 2-1 SI 기본 단위

물리량	명칭	기호
길이	미터(meter)	m
질량	킬로그램(kilogram)	kg
시간	초(second)	s
전류	암페어(ampere)	A
온도	켈빈(kelvin)	K
광도	칸델라(candela)	cd
물질량	몰(mole)	mol
촉매량	카탈(katal)	kat

표 2-2 SI 기본 단위에 사용되는 접두어

인자	접두어	기호	인자	접두어	기호
10^{24}	요타(yotta)	Y	10^{-1}	데시(deci)	d
10^{21}	제타(zetta)	Z	10^{-2}	센티(centi)	c
10^{18}	엑사(exa)	E	10^{-3}	밀리(milli)	m
10^{15}	페타(peta)	P	10^{-6}	마이크로(micro)	μ
10^{12}	테라(tera)	T	10^{-9}	나노(nano)	n
10^{9}	기가(giga)	G	10^{-12}	피코(pico)	p
10^{6}	메가(mega)	M	10^{-15}	펨토(femto)	f
10^{3}	kilo(킬로)	k	10^{-18}	아토(atto)	a
10^{2}	hecto(헥토)	h	10^{-21}	젭토(zepto)	z

□ 농도

　퍼센트 농도는 전체 용액을 100에 대한 용질의 양을 퍼센트(%)로 나타낸 농도 표현법으로 아래와 같은 세 종류가 있다.
　1. 중량(W)/용량(V) : 용액 100ml 중에 포함된 용질의 g 수
　2. 용량(V)/용량(V) : 용액 100ml 중에 포함된 용질의 ml 수
　3. 중량(W)/중량(W) : 용액 100g 중에 포함된 용질의 g 수

　PPM(parts per million)농도는 용액 1L안에 존재하는 용질의 mg 수를 나타내며, 즉 100만분의 1에 해당된다. 어떤 물질의 농도가 10mg/L이면 10ppm을 의미한다.
　몰농도(molarity)는 용액 1L안에 포함된 용질의 몰 수를 나타내며 단위는 mol/L이다. 여기서 몰(mole)이란 순수한 화합물의 분자량을 그램으로 나타낸 것으로 포도당 1몰은 180g을 의미한다. 이 1몰에는 아보가드로 수(6.02 x 10^{23}) 만큼의 분자가 포함되어 있다.
　몰랄농도(molality)는 용매 1kg당 용질의 몰 수를 나타낸다. 이 농도는 임상화학 검사시에는 사용하지 않는다.
　노르말농도(normality)는 용액 1L안에 존재하는 용질의 당량(equivalent weight) 수를 나타내며, 단위는 eq/L이다. 여기서 당량은 분자량을 원자가로 나타낸 값을 의미하며 칼슘의 경우는 원자가가 2이기 때문에 당량은 20g(40g÷2)이 된다.
　임상검사실에서는 일반적으로 몰농도를 사용하고 있다. 그러나 사용하는 시약들은 경우 따라서 여러 가지 농도로 표기되어 있다. 따라서 각 농도에 대한 개념을 의해하여 각 농도간의 변환을 할 수 있어야 한다. 임상검사실에서 퍼센트 농도(w/v)를 몰농도로의 전환과 몰농도와 노르말 농도의 상호 전환이 주로 많이 요구된다. 또한, 산과 염기 같은 시약은 진한 농도로 주로 공급되기에 희석하여 사용하여야 하는데 이때는 진한 농도의 시약의 몰농도를 계산 한 후에 희석비율을 결정해야한다. 이러한 계산을 위해서는 비중의 개념을 이해하고 있어야 한다. 비중(specific gravity)이란 일정한 온도에서 물의 밀도와 비교한 물질의 밀도 비율을 나타내며, 단위는 g/mL이다. 여기서 밀도는 질량을 용량으로 나눈 값이다. 예를 들면 비중이 1.84인 황산은 1mL안에 1.84g의 황산이 녹아있음을 의미한다. 농도단위 변환에 대해서는 실무능력 다지기에서 자세히 다루도록 하겠다.

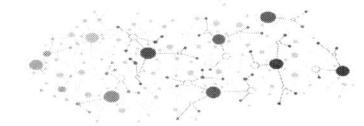

□ 희석

검사실에서 사용하는 시약들은 일반적으로 고농도의 저장표준액으로 보관을 하고 사용할 때 마다 정제 증류수로 희석하여 사용표준액으로 만들어서 이용하게 된다. 또한, 검사에 사용하는 혈액이나 소변 등의 검체 성분의 농도가 높아서 측정이 정확하지 않을 경우에도 증류수로 희석하여 사용한다. 희석 비율의 표시는 원액의 량 대비 희석액을 포함한 량으로 표시한다. 예를 들어서 혈청 1mL에 증류수 9mL을 첨가하였다면 이 용액의 희석비율은 1:10이 된다.

§ 실무능력 다지기

01. 증류수 100ml에 NaOH 10g을 녹였다. 이 용액의 퍼센트 농도와 몰농도를 구하시오.

02. NaCl 29.25g/L 용액의 퍼센트 농도와 몰농도를 구하시오.

03. NaCl 58.5g을 증류수에 녹여 500ml로 만들었다. 이용액의 퍼센트농도와 몰농도는 얼마인가?(단, NaCl의 분자량은 58.5)

04. 혈청 칼슘 농도가 20mg/dL이다. 이것을 mEq/L로 나타내라.

05. 어떤 환자의 검체에서 혈당을 측정한 결과가 90mg/dL였다. 이것을 SI단위로 변환하여라.

06. 95% 농황산을 가지고 2M H2SO4 300mL을 만들고자 한다. 농황산은 얼마나 필요한가? 단, 황산이 비중은 1.84이다.

07. 심한 당뇨병 환자의 혈청 1mL에 증류수 9mL을 첨가하여 검사한 결과치가 40 mg/dL로 나왔다. 이 환자의 실제 결과치를 SI 단위로 나타내면 어떻게 되는가?

08. 시약을 조제하기 위해서 Na_2SO_4 12.0g이 필요하다. 그러나 검사실에는 $Na_2SO_4 \cdot 10H_2O$만이 있다면 $Na_2SO_4 \cdot 10H_2O$를 몇 g을 사용해야 하는가?

09. 95% 알코올 용액으로 70% alcohol 용액 1L를 만들려고 한다. 이때 증류수는 몇 ㎖가 필요한가?

10. 2M H$_2$SO$_4$ 10㎖를 중화하는데 1M NaOH 몇 ㎖가 필요한가?

11. 2N NaOH 1 : 10으로 희석한 후 다시 5배 희석한 용액의 농도는?

12. 무수알코올로 70% 알코올 500㎖를 제조할 때 필요한 증류수의 양은?

제2장 임상화학 검사의 기초

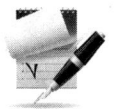

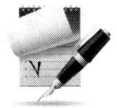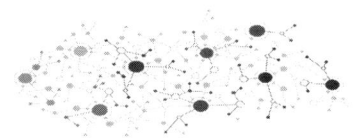

제3장   용량기구

임상화학 검사에서는 신뢰성 있는 결과를 얻기 위해서는 검체나 시약을 정확한 용량의 사용이 중요하므로 용량기구를 정확히 사용하는 것이 중요하다. 따라서 용량기구의 사용방법과 검정방법을 정확하게 숙지하는 것이 중요하겠다. 용량기구는 용도에 따라서 수용(to contain, TC, E/In)과 출용(to deliver, TD, A/Ex)이 있다. 용량기구들은 정확한 용량측정을 위해서 눈금이 표시되어 있고, 이 눈금은 보통 20℃에서 눈금을 표식한다. 용량기구에 담겨있는 량을 확인하기 위해서 눈금을 읽을 때는 메니스커스(meniscus)를 고려하여 눈금을 읽어야 한다(그림 3-1).

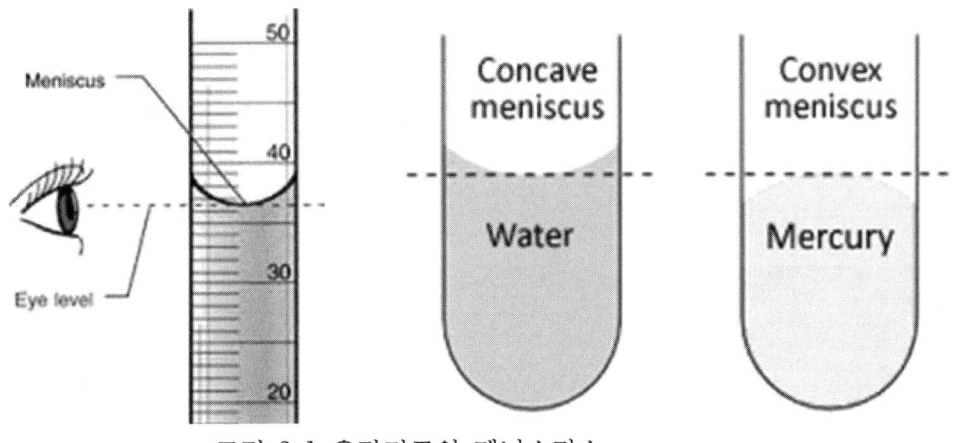

그림 3-1 용량기구의 메니스커스

☐ 파이펫(pipet or pipette)

파이펫(pipet or pipette)은 주로 하나의 용기에서 다른 용기로 일정량의 액체를 옮기는데 사용하며 용도에 따라 수용(to contain, TC, E/In)과 출용(to deliver, TD, A/Ex)이 있다. 파이펫을 이용하여 액체를 흡입/배출을 위해서는 안전을 위해서 필러(filler)를 사용한다(그림 3-2). 그리고 피펫의 상단에 1~2개의 동그라미(etched ring)가 그려져 있는 것은 마지막 방울을 불어내라(blow out)는 의미로 마지막 방울이 첨가되어야 정확한 용량이 된다. 그에 비해서 etched ring이 없는 것은 자연스럽게 용액이 배출되기 때문에 마지막 방울을 불어내어서는 안된다. 종류에는 크게 전달파이펫(transfer pipette)과 눈금 파이펫(graduated pipette)으로 나눌 수 있다. 또한, 전달파이펫에는 용량파이펫(volumetric pipette)과 오스트발트-폴린 파이펫(Ostwald-Folin pipette)이 있고, 눈금 파이펫에는 혈청파이펫(serological pipette), 모어 파이펫(Mohr pipette)이 있다(그림 3-3). 최근에는 검사방법들의 민감도가 향상되어 사용되는 시약이나 검체의 량이 미량이기에 반자동 및 자동 마이크로 파이펫을 많이 사용하고 있다(그림 3-4). 이것의 사용법은 실무능력 다지기에서 자세히 다루도록 하겠다.

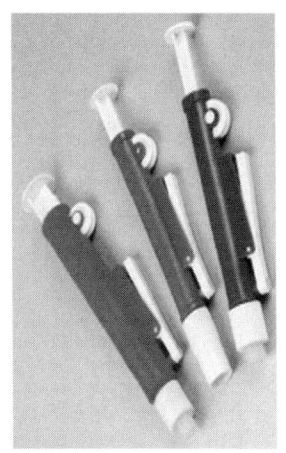
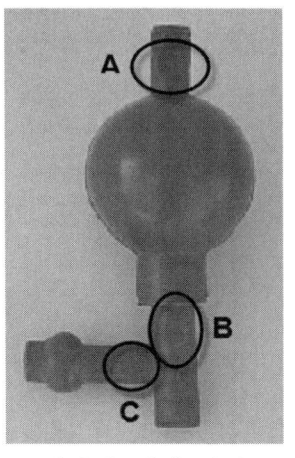

그림 3-2 피펫 필러

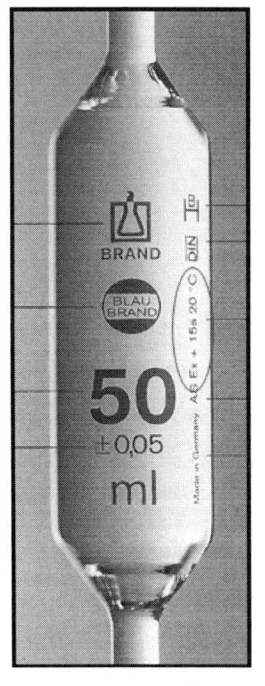
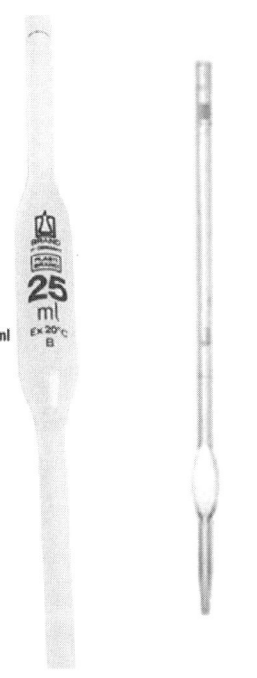
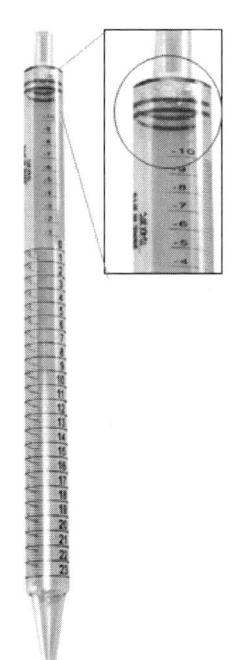
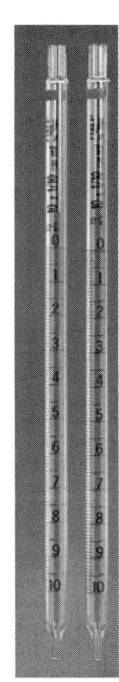

그림 3-3 파이펫 종류

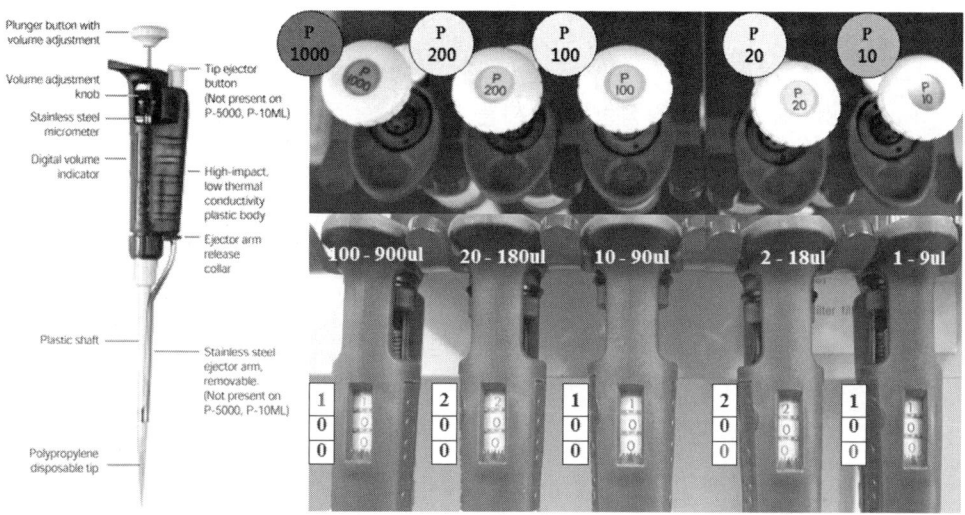

그림 3-4 반자동 및 자동 마이크로 파이펫

☐ 용량플라스크(Volumetric flask)

용량플라스크(Volumetric flask)는 표준액이나 많은 검사시약을 정확히 농도로 제조하기 위해서 사용한다. 용량플라스크는 수용으로써 용량을 나타내는 표식을 20℃에서 그려지기 때문에 제조하는 용액의 온도에도 영향을 받는다. 따라서 정확한 농도의 용액을 제조하기 위해서는 시약용액 실온에 상태를 유지해야한다.

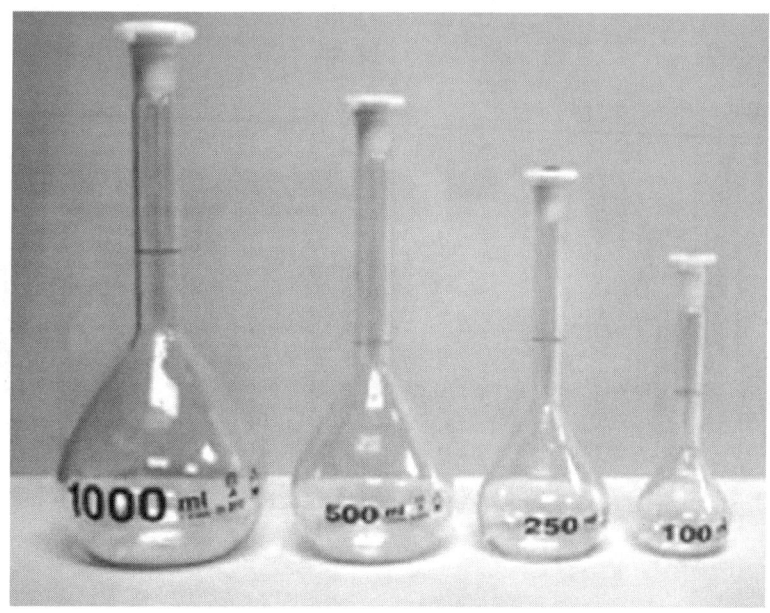

그림 3-5 용량 플라스크(volumetric flask)

그 외 용량기구

1. 분주기(dispenser) : 일정량의 액체를 배출하는 장치
2. 뷰렛(buret) : 적정을 위해 일정량의 액체를 분주할 때 사용
3. 분별깔때기(funnel) : 밀도가 다른 두 용액을 분리할 때 사용
4. 메스실린더(mess cylinder) : 고도의 정확도를 필요로 하지 않는 측량 때
5. 삼각플라스크(conical flask) : 시약을 섞어 제조할 때 사용
6. 비이커(beaker) : 서로 다른 용액을 혼합하거나 시약을 제조할 때 사용

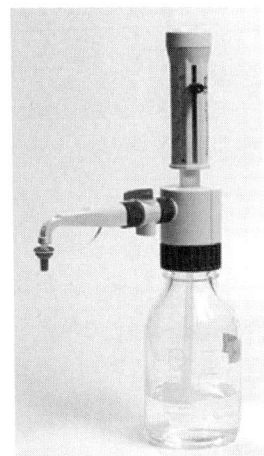
분주기

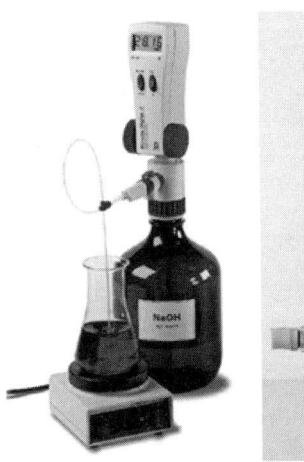
뷰렛

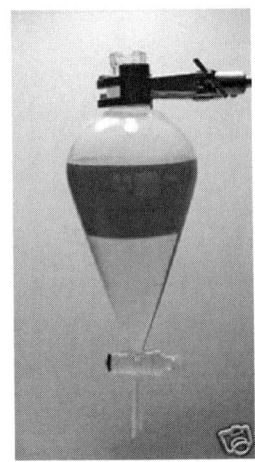
분별깔때기

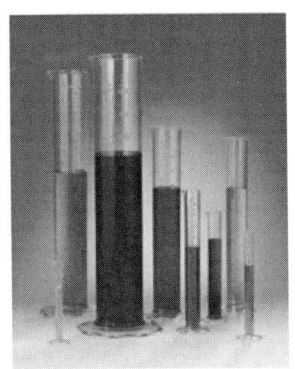
메스실린더

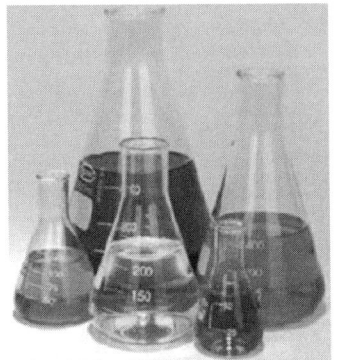
삼각플라스크

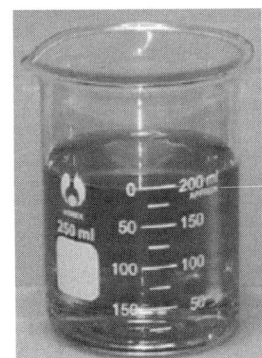
비이커

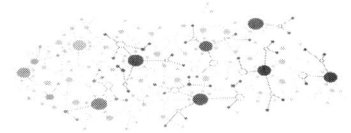

§ 실무능력 다지기

01. 아래의 파이펫 작동 그림을 보고 각 과정에 대해서 간단히 정리해보자.

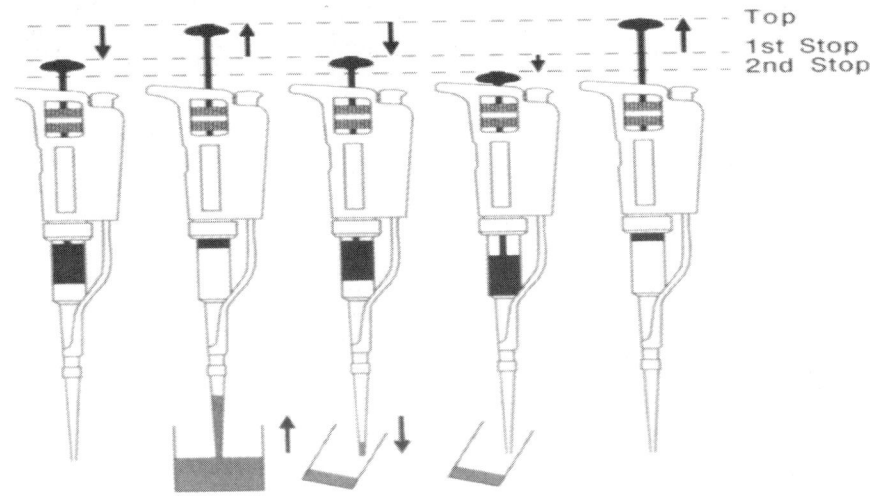

(1) 준비과정(preparation)

(2) 흡입(Aspiration)

(3) 분배(Distribution)

(4) 재흡입(Re-aspiration)

(5) 배출(Purge)

02. 다음은 여러 종류의 파이펫의 눈금부분을 보여주고 있다. 그림을 참고하여 아래 빈칸들을 채워보자.

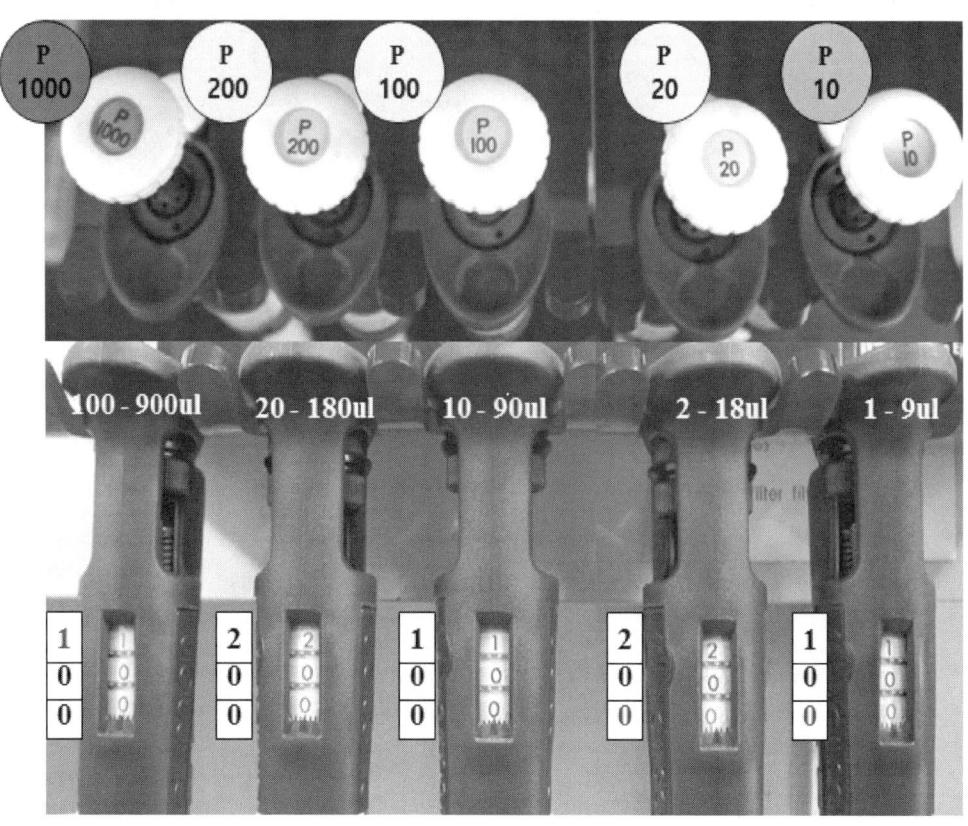

P-20	P-200	P-1000	P-200	P-1000	P -	P -	P -
0	0	0	1	0			
5	5	5	7	7			
5	5	5	8	8			
ul	ul	ul	ul	ul	670 ul	50 ul	16.5 ul

03. 지금까지 실무능력 다지기를 통해서 파이펫의 사용법과 눈금의 설정법을 배워보았다. 이제 익힌 과정의 그림과 같은 조건으로 실제 파이펫팅을 해보면서 이론으로 익힌 내용을 습득해보자.

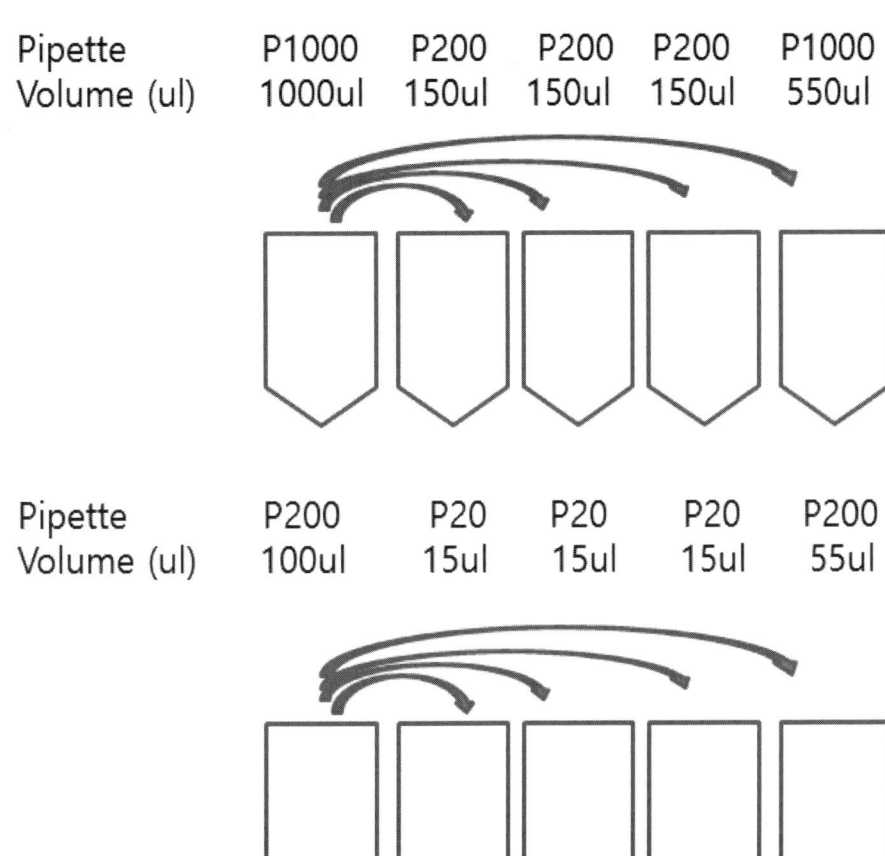

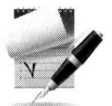

제4장 검사실 기구

□ 원심분리기(centrifuge)

원심분리는 원심력을 이용하여 물질을 분리하는 기법으로 임상검사실에서도 아래와 같은 경우들에 이용된다.

1. 혈액의 세포 성분과 혈청 또는 혈장의 분리
2. 현미경 검사를 위한 소변 및 체액의 침사
3. 검체에서의 단백질 제거
4. 면역화학적검사에서 결합형과 유리형의 분리
5. 유기용매에 의한 체액 중의 물질 추출
6. 혈장이나 혈청의 지질단백질 분리

원심분리기는 로터의 형태에 따라 수평형(horizontal head or swinging bucket)과 각고정형(fixed angle or angle head)로 분류할 수 있다(그림 4-1). 그리고 속도에 따라서 저속(6,000rpm 이하), 고속(20,000~25,000rpm), 초고속(200,000rpm 이상)으로 분류할 수 있다. 검사실에서 요침사를 만들기 위해서 사용하는 원심분리기는 일반적으로 수평형을 사용하고 혈청 및 혈장 분리를 위해서는 각고정형 원심분리기를 사용한다. 이렇게 원심분리기를 사용할 때는 원심력을 이용하기 때문에 로터의 직경에 따라서 원심력이 변화하기 때문에 기준을 상대원심력(RCF)을 이용하여야 한다. 따라서 rpm과 RCF간의 상호 변화를 위해서 노모그램을 이용한다(그림 4-2).

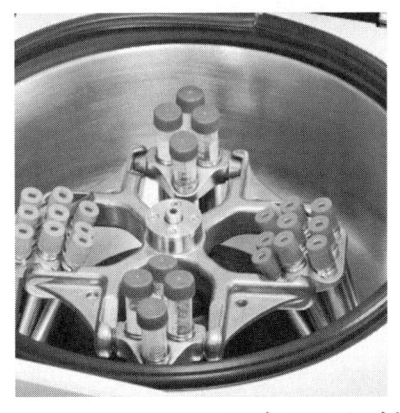
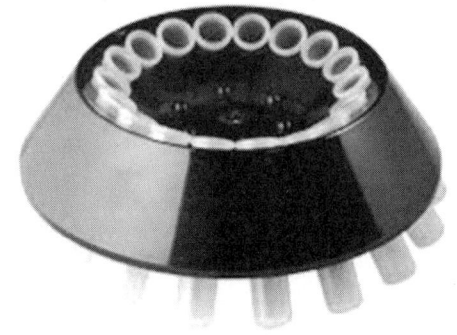

그림 4-1 수평형 원심분리기와 각고정형 원심분리기

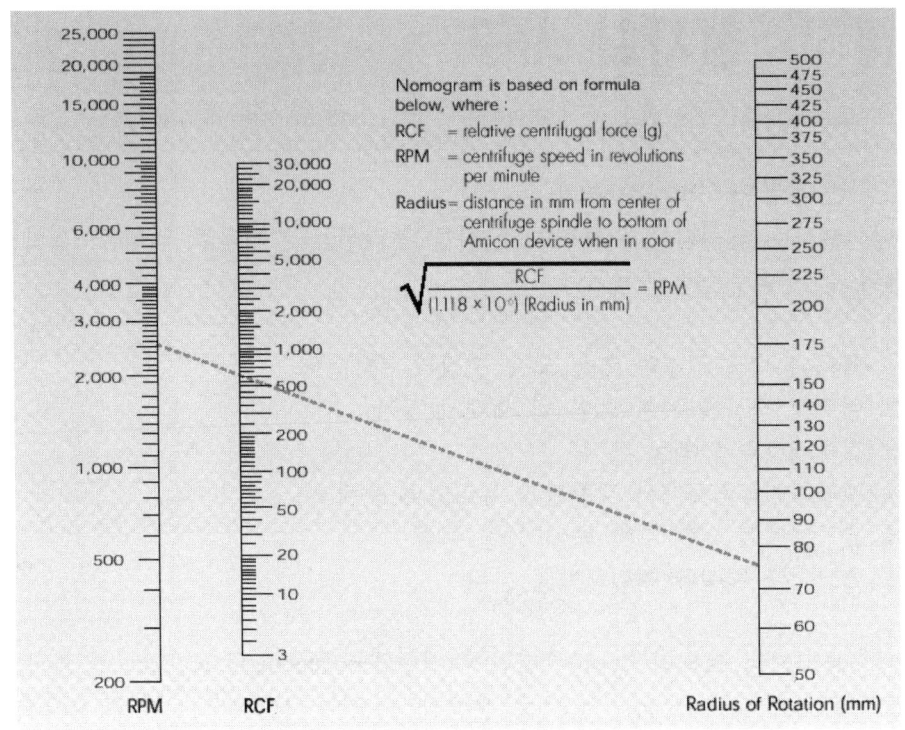

그림 4-2. 원심력 계산을 위한 노모그램

원심분리기를 사용 중에 가장 주의해야 하는 것은 원심관 내의 균형을 맞춰주는 것이다. 원심관내에서 검체의 올바른 배치는 아래 그림과 같다. 또한, 정기적으로 속도측정기(Tachometer)를 이용하여 속도가 올바른지 점검을 해야 한다.

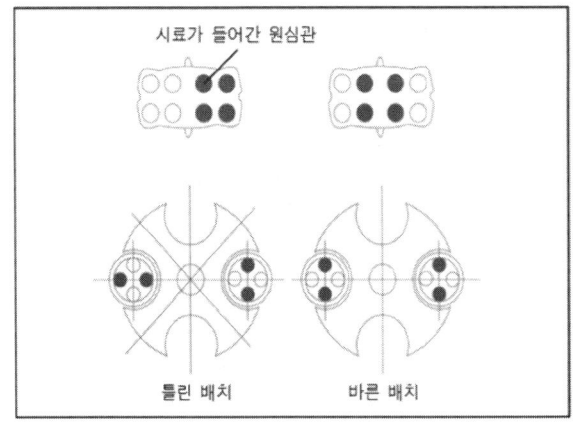

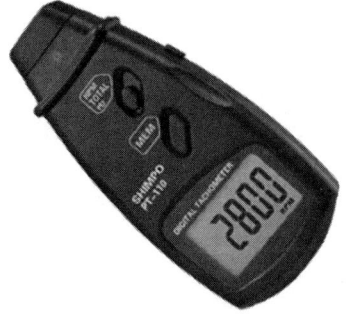

속도측정기
(Tachometer)

☐ 저울(balance)

저울은 중량을 계측하는 기구로 이중-접시저울, 단일 접시저울, 전자저울 등이 있다. 검사실에서는 이중-접시저울은 원심분리기의 균형을 맞추는 용도로 자주 쓰이고, 전자저울은 시약이나 표준액 제조를 위한 질량을 측정하기 위해서 사용된다.

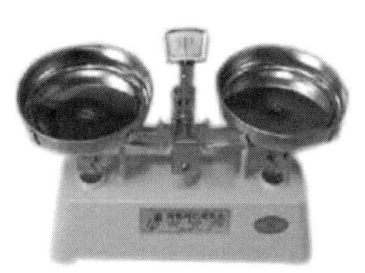
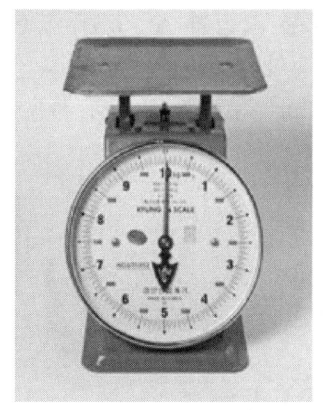

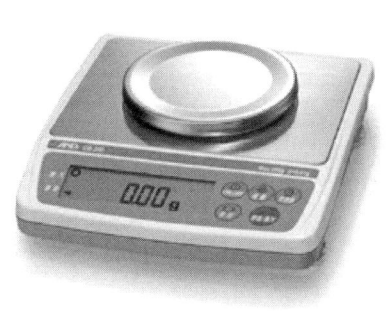
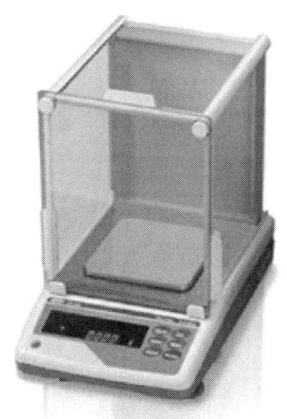

전자저울의 사용방법은 아래와 같다.
1. 전자저울의 수평이 맞는지 확인하고 사용 15분전에 전원을 켠다.
2. 접시위에 기름종이나 약접시 등과 같은 빈 용기를 올려놓는다.
3. 용기중량(Tare) 버튼을 눌러 기름종이난 빈 용기의 중량을 0으로 맞춘다.
4. 측량할 물건을 올려놓는다.

☐ pH 측정기(pH meter)

pH meter는 용액내의 수소이온의 농도를 측정하는 기구로 기준전극과 지시전극으로 구성되어 있다. 기준전극은 용액의 pH와는 관계없이 일정한 전위차를 나타내고 지시전극은 용액내의 수소이온을 통과시키는 막으로 구성되어 용액의 수소이온의 농도변화에 따라서 전위차의 변화를 일으키고 이로 인해서 기준전극과 지시전극 사이에 전위차가 발생하게 된다. 이렇게 발생된 전위차로부터 용액내의 수소이온의 농도를 측정할 수 있다. 또한, pH는 용액의 온도에 따라서도 영향을 받기 때문에 측정하는 용액의 온도 측정도 필요하다. pH meter의 기본적인 구조는 아래와 같다. pH 측정을 위해서 사용하는 pH 표준용액은 표4-1과 같다.

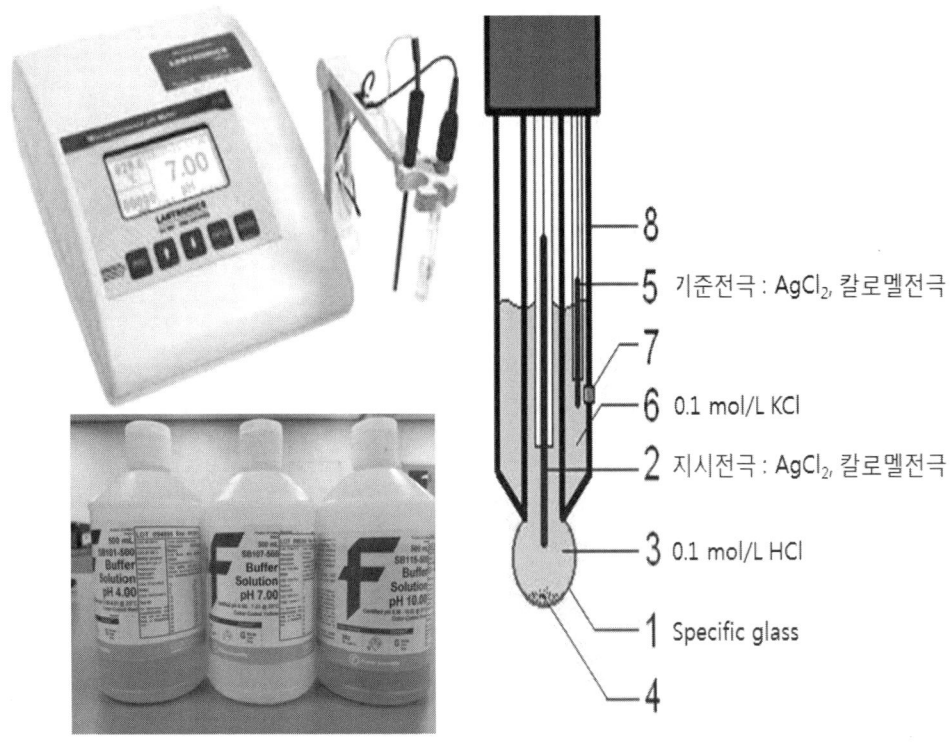

표 4-1. pH 표준용액

명 칭	조 성	pH(25℃)
옥살산염 표준 용액	옥살산칼륨	1.68
프탈산염 표준 용액	프탈산수소칼륨	4.01
인산염 표준 용액	인산일칼륨, 인산이나트륨	6..86
붕산염 표준 용액	붕산나트륨	9.18
탄산염 표준 용액	탄산수소나트륨, 탄산나트륨	10.02

□ 그 외 기기

그 외에 검사실에 많이 사용하게 되는 기기에는 항온수조기, 자석교반기, 혼합기 등이 있다. 항온수조기는 검사시 항온반응을 위해서 주로 사용되며, 자석교반기 및 혼합기는 시약의 혼합을 위해서 주로 사용한다.

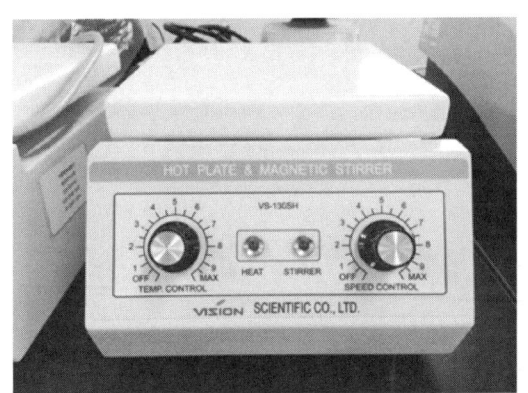
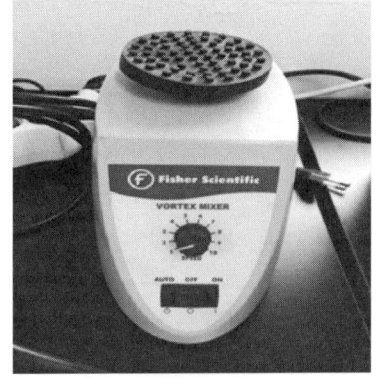
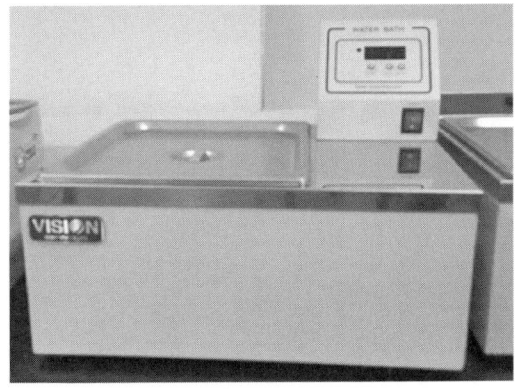
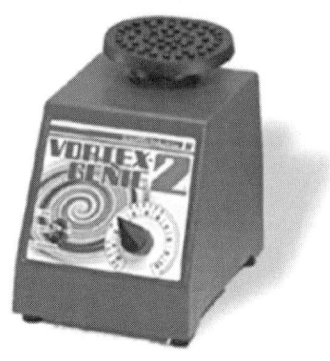

§ 실무능력 다지기 : phosphate buffed saline(PBS) 완충액 제조

01. 완충액의 제조를 위해서 필요한 기구 및 재료를 사진과 함께 이름을 나열하여 보자.

02. 1X PBS의 조성이 아래와 같을 때, 각자 주어진 조건의 PBS 완충액을 제조하기 위해 준비해야 할 시약의 양을 계산하여 보자.

> 137 mM NaCl / 2.7 mM KCl / 10 mM Na_2HPO_4 / 2 mM KH_2PO_4

03. 계산된 필요시약의 량과 준비한 기구들을 이용하여 완충액을 제조하는 과정을 정리하여 보자.

제4장 검사실 기구

46 | 임상화학 실무

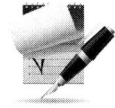

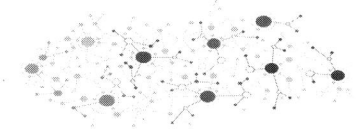

제5장 광학 분석

광학분석법은 임상검사에서 가장 많이 사용되는 방법으로 에너지를 가진 전자기파의 한 형태인 빛을 이용한다. 빛은 파장에 따라 감마선, 엑스선, 자외선, 가시광선, 적외선 등으로 나뉜다.

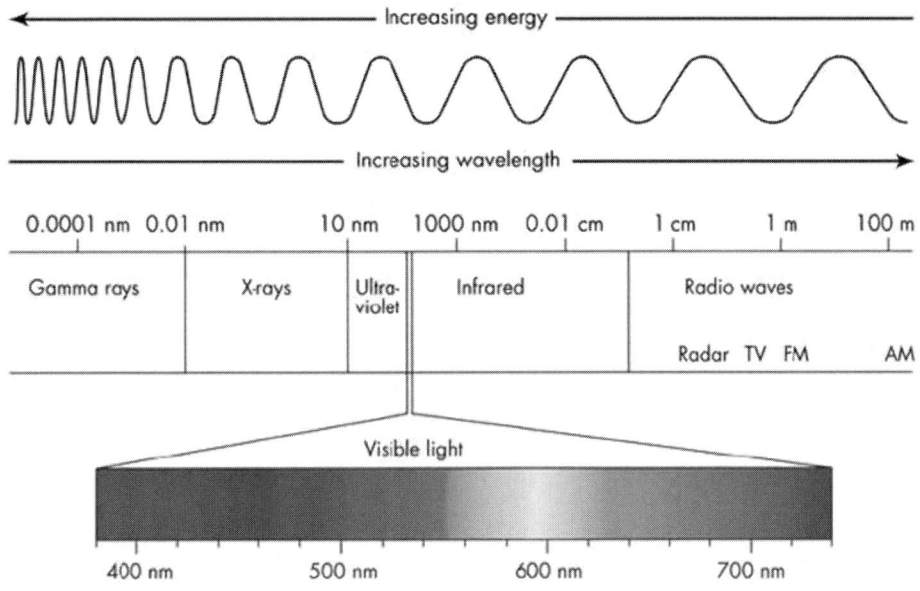

□ 분광광도측정법(spectrophotometry)

분광광도측정법은 가시광선과 자외선 영역의 빛을 이용하여 용액의 흡광도를 측정하게 되고 측정된 흡광도로부터 베르-람베르트 법칙을 이용하여 용액의 농도를 계산할 수 있다. 베르-람베르트 법칙은 물질의 흡광계수(ε)가 일정할 때 흡광도는 물질 농도와 큐벳(액층)의 두께와 비례함을 의미하며 이를 등식으로 나타내면 아래와 같다.

$$A = \varepsilon \times l \times C$$

또한, 용액의 투과율과 흡광도는 $A = 2 - \log\%T$로 나타낼 수 있으며, 용액의 농도와 투과율 및 흡광도와의 관계를 도식화 하면 다음의 그림과 같다.

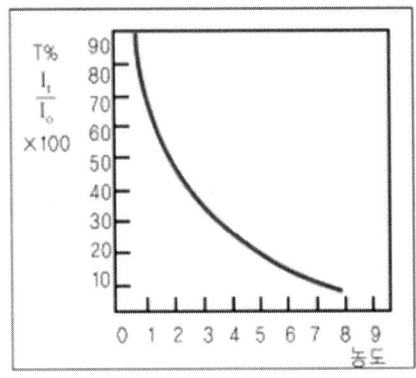 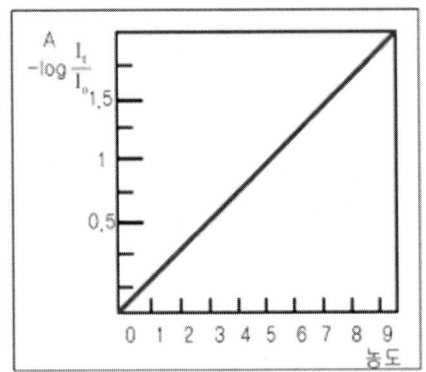

그리고 분광광도계의 기본구조와 그 구성 요소들은 아래와 같다.

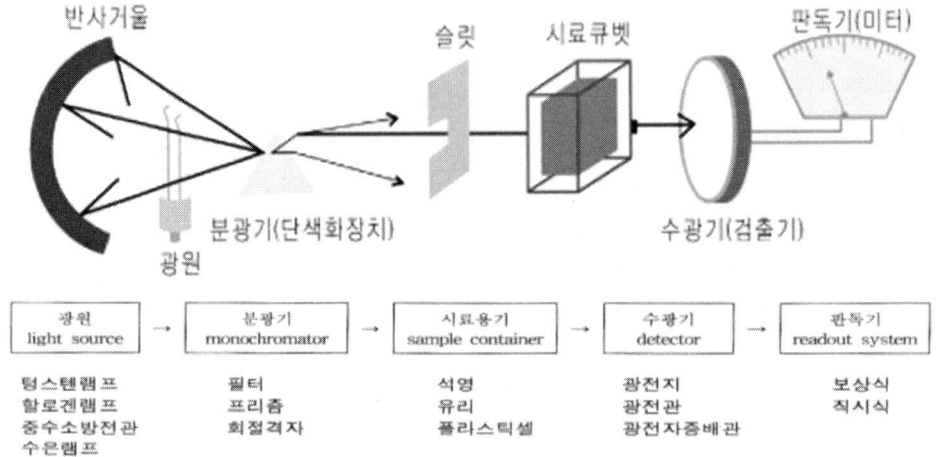

□ 형광 측정법(Fluorometry)

형광측정법은 어떤 분자에 일정한 파장의 빛을 조사하여 여기상태로 만들고 이것이 다시 기저상태로 돌아올 때 생성되는 형광을 측정하는 방법으로 분광광도측정법보다 약 1,000배 정도 높은 감도를 갖고 있어서 비타민이나 호르몬 측정에 이용된다. 광원으로는 수은램프와 제논램프를 주로 사용하며 그 기본 구조는 다음과 같다.

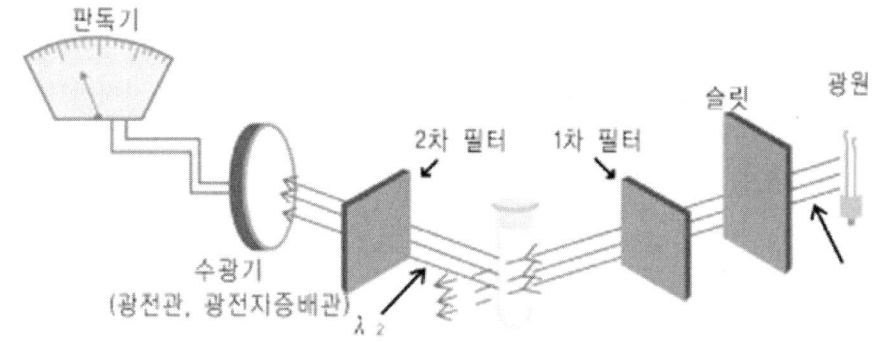

□ 원자흡광 측정법(Atomic absorption spectrophotometry, AAS)

원자흡광 측정법은 분자를 가열을 통해서 유리원자로 해리되어 여기상태가 되었다가 빛을 방출하면서 기저상태로 돌아온 후에 속빈 중공음극램프에서 방출하는 공명선을 흡수하는 정도를 측정한다. 이 방법은 알루미늄, 칼슘, 구리, 납, 리튬, 마그네슘, 아연 등의 금속원자 측정에 사용된다. 기본 구조와 사용되는 광원인 속빈 중공음극램프는 아래와 같다.

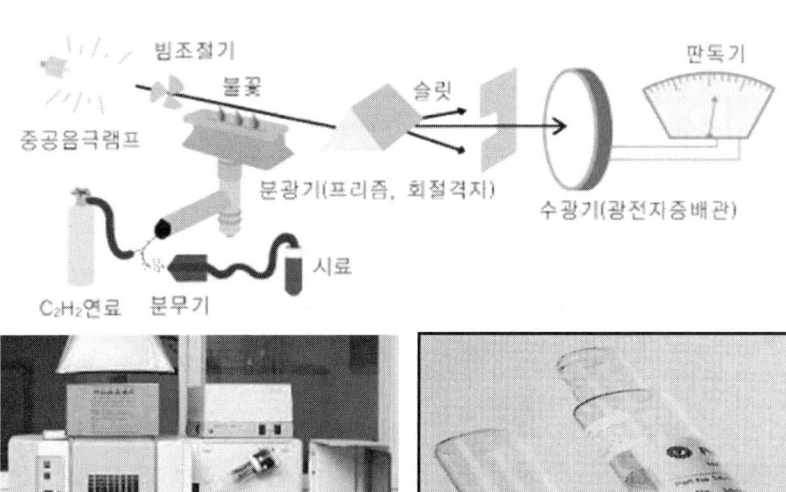

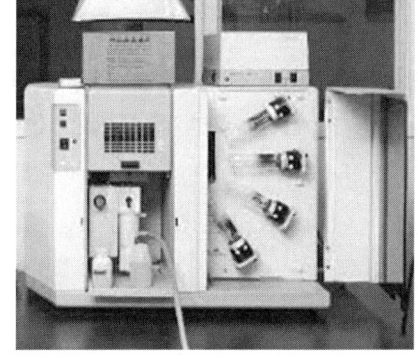
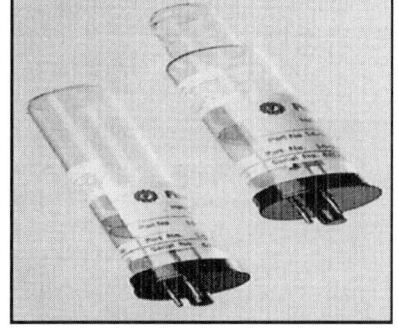

□ 반사율 광도 측정법(Reflectance photometry)

반사율 광도 측정법은 빛을 분석할 시험지 또는 필름에 조사하여 반사되거나 산란된 빛을 측정하는 방법으로 요 시험지나 혈당이나 암모니아 측정에 사용되는 다중층필름이 그 예이다.

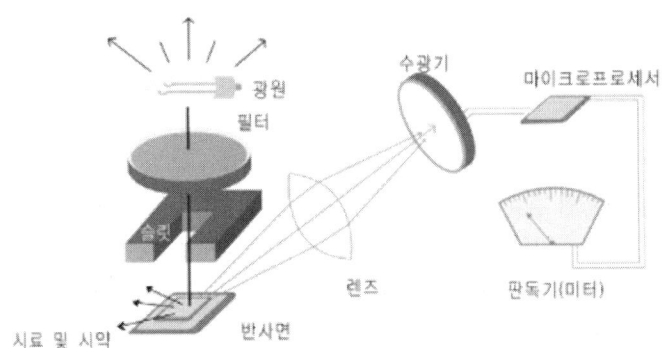

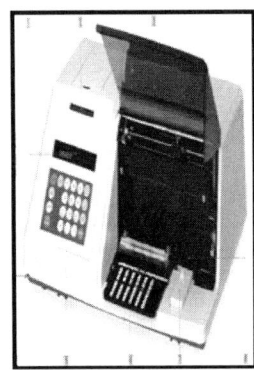
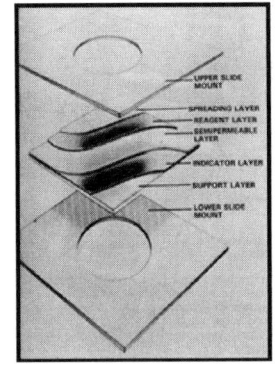

□ 탁도 측정법

탁도 측정법은 검체내에 존재하는 입자에 의해 빛이 산란될 때 흡수된 광을 측정하면 흡광도 측정법(turbidimetry)이라고 하고, 산란된 광을 측정하면 산란광 측정법(nephelometry)이라고 한다. 그 구조는 아래와 같다.

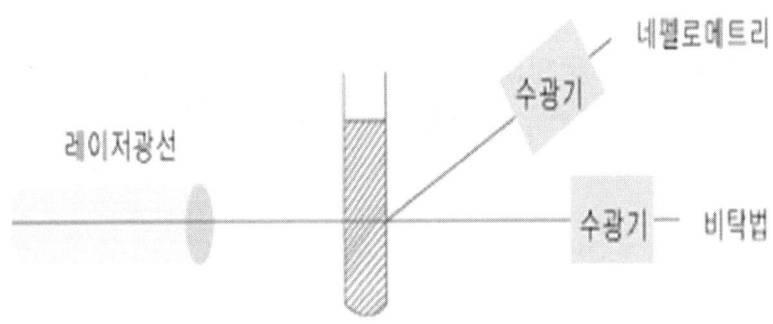

□ **화학발광 측정법**(chemiluminescence)

화학발광 측정법은 화학반응에 의해 생성된 들뜬 상태의 분자가 바닥상태로 떨어질 때 내는 빛을 측정하는 방법이다. 이 방법은 검체와 시약간의 화학반응을 이용하기 때문에 광원이 불필요하며 감도는 10^{-18} mol/L로 매우 감도가 좋다.

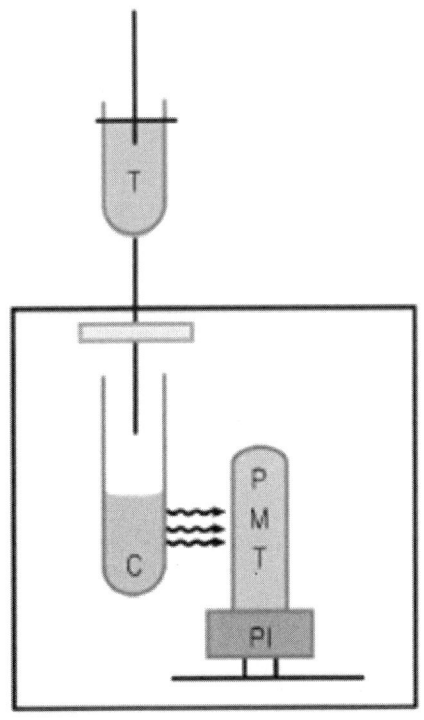

§ 실무능력 다지기

01. 임상검사에서 가장 많이 이용되는 측정법인 분광광도측정법의 원리를 이해하고 보유중인 분광광도계의 사용법을 그림과 함께 정리하여 보자.

제5장 광학 분석

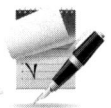

제6장　질관리

　질관리란 분석 및 분석 전후의 모든 과정과 그것에 관여하는 인력, 장비, 환경 등의 요소들을 잘 관리하여 오류의 원인을 조기에 감지하고, 예방하여 오류가 검사 결과에 미치는 영향을 최소화함으로써 신뢰성 있는 자료를 만들고자 하는 노력을 말한다.

□ 질관리의 주요 용어

1. 정확도(accuracy)
   측정값이 참값 혹은 목표값에 근접하는 정도
2. 정밀도(precision) = 재현성(reproducibility)
   2개 이상의 측정값 사이의 근접성 혹은 일치성의 정도
3. 민감도(sensitivity)
   측정할 수 있는 물질의 최소량을 판단하는 척도
4. 특이도(specificity)
   측정하고자하는 물질과 어느 정도 특이적으로 반응하는가를 나타내는 척도
5. 평균치(mean)
   반복검사한 값들의 합을 검사 횟수로 나눈 값
6. 중앙값(median)
   데이터를 크기별로 나열한 도수분포에서 가장 가운데 위치한 도수의 값
7. 최빈값(mode)
   도수가 가장 많이 나타나는 값
8. 표준편차(standard deviation, SD)
   측정값들이 평균값을 중심으로 분포한 정도
9. 변동계수(coefficient of variation; CV)
   평균값에 대한 표준편차의 백분위로 측정값에 대한 정밀도를 판정하는데 유용
10. 동류집단(peer group)
    동종의 장비, 시약, 검사방법을 사용하는 집단(검사실)
11. 변동 계수비(Coefficient of variation ratio; CVR)
    동류집단과 수행하는 검사실의 변동계수를 비교할 때 사용하는 지수
    〉〉〉 CVR = 수행 검사실 CV / 동류집단 CV　　목표=1

12. 표준편차 지수(standard deviation index; SDI)
    외부정도관리 조사에서 정확도를 평가하는 지수
13. 변동지수점수(variance index score; VIS)
    동류집단과의 분산의 차이를 기준으로 정한 값과 비교하여 얻으며, %변이를 먼저 구하고 기준인 선택변동계수와의 백분율을 구하여 얻음
14. 표준물질(calibrator or standard)
    농도를 알고 있는 물질로 장비에서 나온 측정값의 계산 및 보정에 사용
15. 관리물질(control)
    장비, 시약 등 검사의 전반적인 상황이 정상인지 확인하는 물질

□ 내부 질관리

내부 질관리는 검사실이 정확도(accuracy)와 정밀도(precision)을 관리하여 검사실의 검사결과에 신뢰를 갖도록 하는 것이다. 재현성에는 동시재현성과 일차재현성이 있다. 동시재현성이란 동일한 검체에 대해 동일한 방법으로 같은 사람이 동시에 연속적으로 측정했을 때의 재현성을 말하며, 일차재현성이란 동일한 검체에 대해 일정기간동안 날짜를 달리하여 측정했을 때의 재현성을 의미한다.

| 정확도 높음 | 정확도 낮음 | 정확도 높음 | 정확도 낮음 |
| 정밀도 높음 | 정밀도 높음 | 정밀도 낮음 | 정밀도 낮음 |

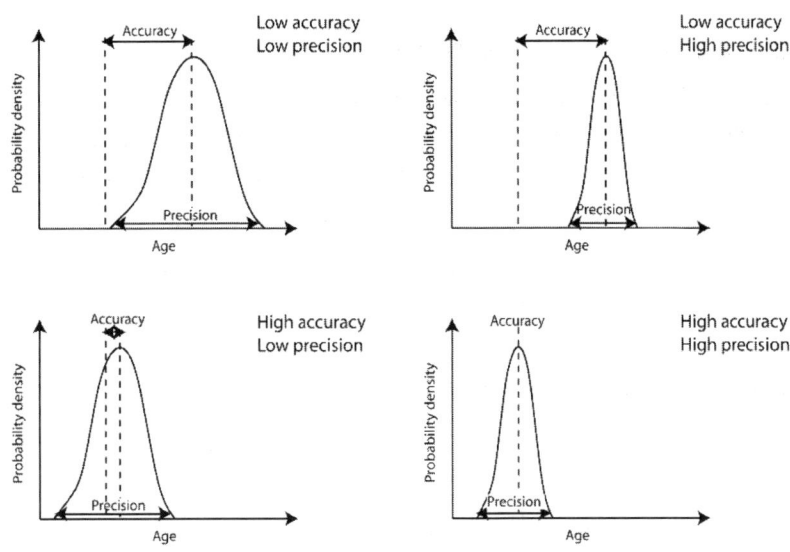

□ Levey-Jennings 관리도

Levey-Jennings 관리도는 관리혈청을 사용하는 내부정도관리의 한 방법으로 검사결과가 평균값을 기준으로 ± 2SD 범위를 벗어나지 않도록 관리하는 방법이다. 즉, 관리혈청의 측정치가 95.5%의 신뢰구간안에서 평균을 기준으로 위아래로 변동하는 것이 정밀도와 정확도가 양호한 신뢰성을 확보한 상태라고 할 수 있다.

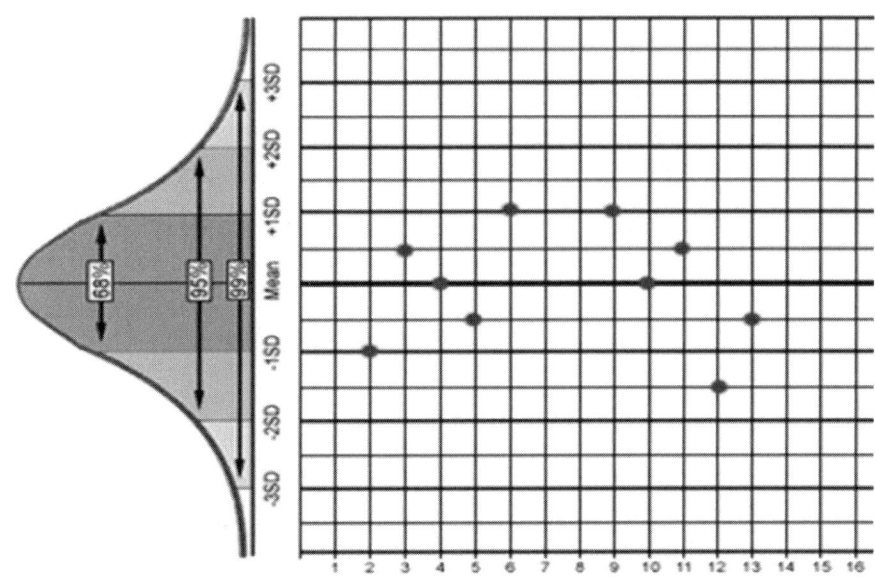

1. Levey-Jennings 관리도의 정밀도 불량
   - 불안정한 피펫팅이나 주의력 결핍으로 인한 기술 오차(우연오차)
   - 동요(unrest) : 전후의 측정치가 갑자기 3SD 이상 차이를 보임
                  예> 담당자의 기술 미숙, 기사의 빈번한 교대
   - 탈선(outlier) : 한점이 갑자기 한계선 밖으로 이탈할 때
                  예> 검체의 오염, 분석기기의 오염, 희석의 부정확, 용량의
                     부정확

2. Levey-Jennings 관리도의 정확도 불량
   - 지나치기 쉬운 측정 과정의 작은 변화로 인해 발생 >>> 계통 오차
   - 경향 변동(trend)
     측정치의 점차적인 변화가 한 방향으로 진행되는 변화로 시약 및
     표준물질의 변질, 장비의 노후화의 원인으로 발생하는 상승 경향 변동
     (upward trend)과 표준액 농축의 원인으로 발생하는 하강 경향 변동
     (Downward trend)이 있다.
   - 편측 변동(shift)
     측정치가 갑자기 평균보다 높거나 낮게 계속해서 나타나는 변화로 새로운
     방법 도입, 표준액과 시약의 교체, 장비의 미세한 기능 이상 등에서
     발생할 수 있다.

☐ 다중규칙(multi-rule) 시스템

관리혈청을 사용하는 내부정도관리의 한 방법으로 특이한 한계를 정한 룰을 사용하며 우발오차와 계통오차를 쉽게 구분할 수 있는 장점이 있다. 다중규칙의 1-3S, R-4S는 우발오차를 2-2S, 4-1S, 10X는 계통오차를 의미한다.

다음은 웨스트가드의 다중규칙의 정의이며, 그림 6-1이 그 예이다.

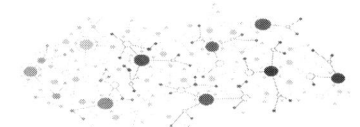

1-2S	한 개의 값이 2SD와 3SD 혹은 -2SD와 -3SD사이에 있는 경우로 경고(warning) 신호로 간주
1-3S	한 개의 값이 +3SD나 -3SD를 벗어난 경우로 우발오차를 의미
2-2S	연속해서 두 개의 값이 같은 방향의 2SD와 3SD 혹은 -2SD와 -3SD사이에 위치하는 경우로 계통오차를 의미
R-4S	전후의 값이 4SD보다 큰 경우로 우발오차를 의미
4-1S	연속해서 네 개의 값이 같은 방향으로 1SD나 -1SD를 벗어난 경우로 계통오차를 의미
10X	연속해서 열 개의 값이 같은 방향으로 평균을 벗어난 경우로 계통오차를 의미

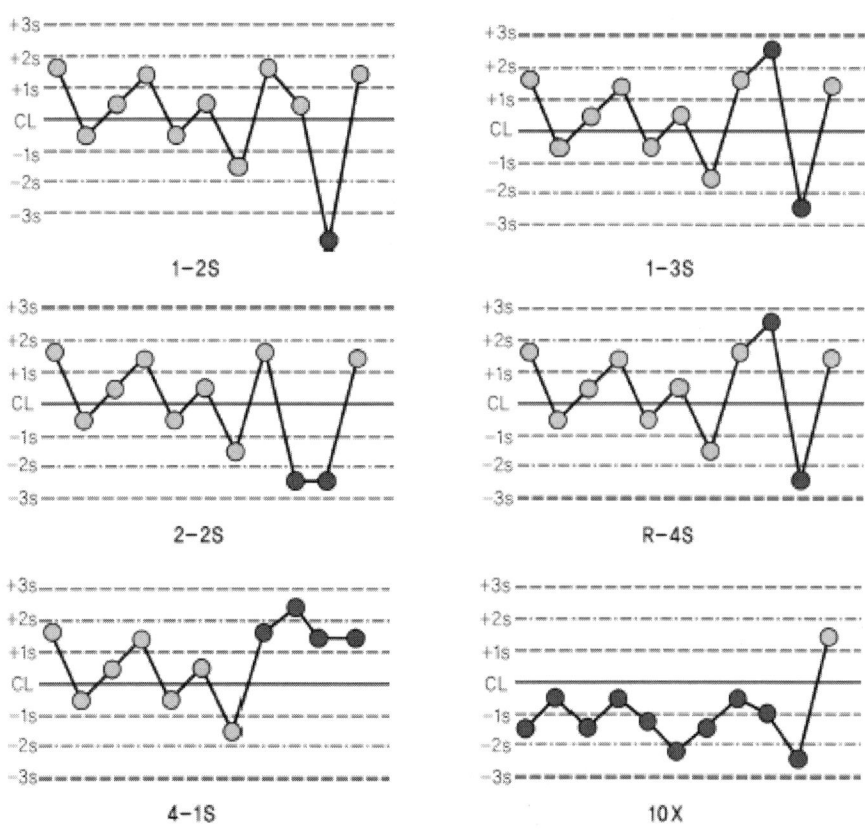

그림 6-1 웨스트가드-멀티룰을 나타낸 관리도

□ 쌍치법(Twin plot, Youden plot)

기준범위 값과 고치의 2종류의 관리혈청을 미리 연속측정하여 각각의 평균치와 표준편차를 구하여 X축상에 ±2SD범위와 Y축상의 ±2SD범위의 정사각형을 그린후 매일 측정치를 표시하는 방식의 내부정도관리 방법으로 계통오차와 우발오차를 구별할 수 있는 장점이 있다.

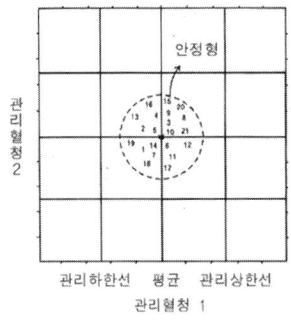 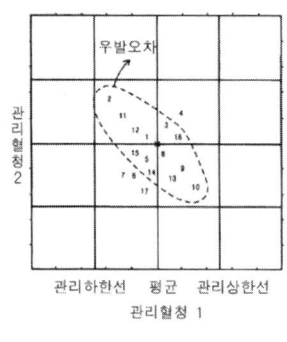 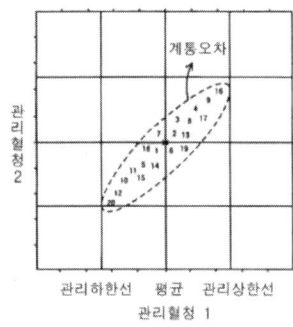

□ 누화법(cumulative sum, cusum)

누화법은 사전에 관리혈청을 20회 이상 연속측정하여 표시치를 구하고, 매일 측정치와 표시치 간의 차이를 누적하여 표시하는 내부정도관리 방법으로 미세한 계통오차를 확인할 수 있는 장점이 있다.

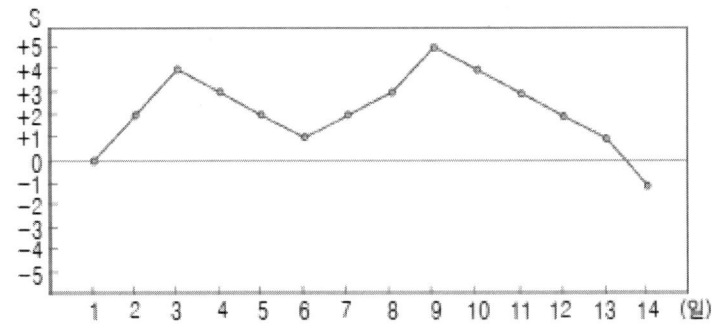

□ 관리혈청을 사용하지 않는 내부정도관리법

관리혈청을 사용하지 않고 환자의 검사결과를 통해서도 내부정도관리를 할 수 있다. 이에 해당하는 하는 정도관리법들은 다음과 같다.

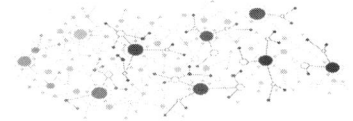

1. **경고치검색법(Panic check)**
   환자에 대한 빠른 임상적 결정을 할 수 있도록 조기 보고가 필요한 검사 기준을 정하고 그 이상값에서는 재검 후 보고함

2. **변화치검색법(Delta check)**
   환자의 전회 검사치와 현 검사치를 비교하여, 환자의 상태변화를 파악, 변화폭이 일정범위이상을 벗어나면 재검확인
   cf. 개체내 변동물질은 Delta check를 하지 않음
   〉〉〉 glucose, 인산, LDH, CK, AST, ALT

3. **정상인 평균치(Average of Normals)**
   1일 측정군중에서 정상인 군만을 추출하여 그 평균치를 산출하고 그 평균치들의 변동폭을 확인

4. **넘버플러스(Number-Plus)법**
   정상 범위의 최빈치보다 높은 값을 나타낸 검체가 검체중에서 점유하는 비율

5. **반복측정법(Repeat Analysis)**
   전날 측정한 검체를 다음날 다시 측정하여 전날치와 차이를 확인

☐ 외부정도관리

1. **표준편차지수(Standard deviation index, SDI)**
   같은 장비, 시약 및 검사방법을 사용하는 동류집단과 검사실 간의 정확도를 비교하는 지표

$$SDI = \frac{수행검사실의 측정값 - 동류집단의 평균치}{동류집단의 표준편차}$$

   SDI=0 : 이상적임
   SDI=±1 : 허용범위
   SDI=±1~1.5 : 원인규명이 필요함
   SDI=±2.0 이상 : 결과를 신뢰할 수 없고 반드시 원인규명이 필요

2. 변동 계수비(coefficient of variation ratio, CVR)
   동류집단 검사실과 수행 검사실 간의 정밀도를 비교
   >>> CVR = 수행 검사실 CV / 동류집단 CV   목표=1

3. 변동 지수 점수
   - 변동률(% variation, V)
     해당 검사실의 결과와 동류집답의 평균치의 차이를 동류집단 평균치에 대한 백분율로 나타낸 값
   - 변동 지수 및 변동 지수 점수(variance index score, VIS)
     변동률을 선택 변동 계수에 대한 백분율로 나타낸 것
   - 변동지수 점수 판정

VIS = 0	동류집단 평균치와 동일함.
VIS = 100	CCV와 같은 정도의 오차
VIS = 100-200	주의, 관찰이 필요
VIS = 200 이상	원인규명이 필요함
VIS = 400	CCV보다 4배 높은 오차

§ 실무능력 다지기

01. 주어진 측정치를 가지고 Levey-Jennings관리도와 Westgard multirule system을 활용한 질관리를 실습해보자.

제6장 질관리

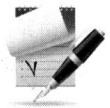

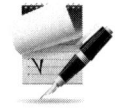

제7장 탄수화물

1. 탄수화물

(1) 탄소와 물의 화합물
(2) 실험식도 대부분 탄소원자와 물분자의 구성비 즉, $(CH_2O)n$로 나타냄

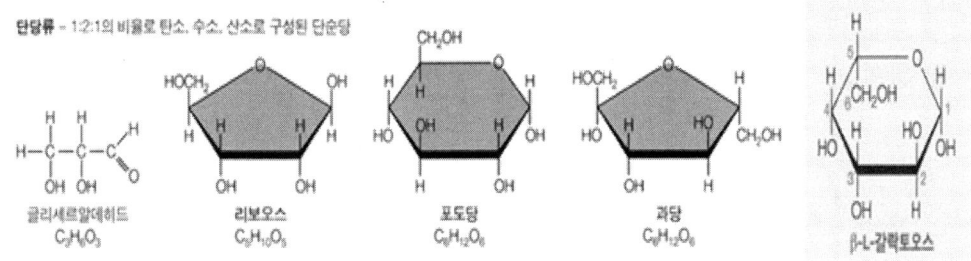

2. 단당류

(1) 당의 성질을 가진 최소 단위의 개별적 분자
(2) 명명법

　① 탄소수에 따른 명명법 : 삼탄당, 사탄당, 오탄당, 육탄당 등
　② 기능기의 종류에 따른 명명법

　　　- 알데히드(R-CHO) 유도체 : 알도오스
　　　- 케톤(R-CO-R) 유도체 : 케토오스

　③ 히드록실기의 위치에 따른 명명법
　　　- D-form : 마지막 부제탄소에 붙은 히드록실기가 오른쪽에 위치
　　　- L-form : 마지막 부제탄소에 붙은 히드록실기가 왼쪽에 위치

	D-글루코오스 (D-Glucose)	L-글루코오스 (L-Glucose)	D-프룩토오스 (D-Fructose)	D-갈락토오스 (D-Galactose)

(3) 환원당

3. 이당류

(1) 정의 : 2개의 단당류가 글리코시드 결합에 의해 연결된 분자

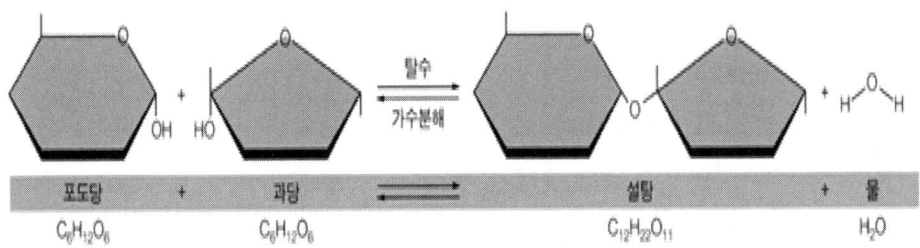

(2) 종류

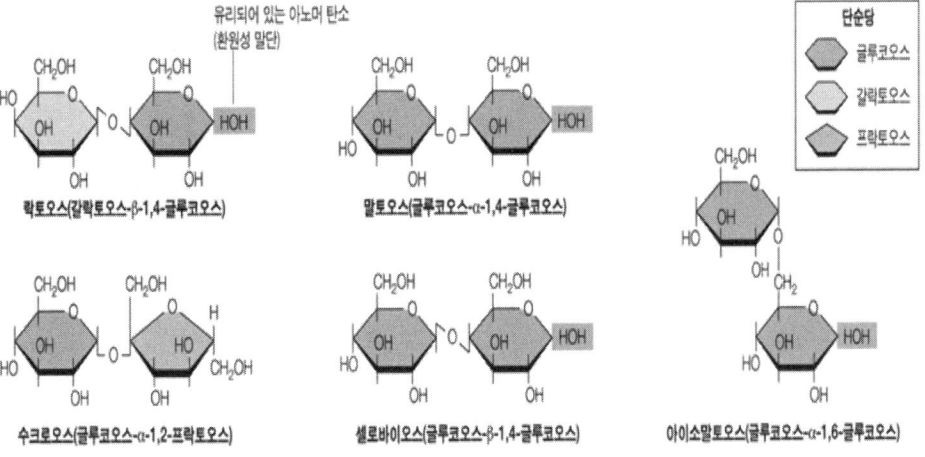

4. 다당류

(1) 적어도 11개 이상의 단당류가 연속적으로 결합하여 형성된 사슬 분자
(2) 전분(Starch)
　① 식물의 에너지 저장원
　② 아밀로오스와 아밀로펙틴
(3) 글리코겐(Glycogen) : 동물의 에너지 저장원

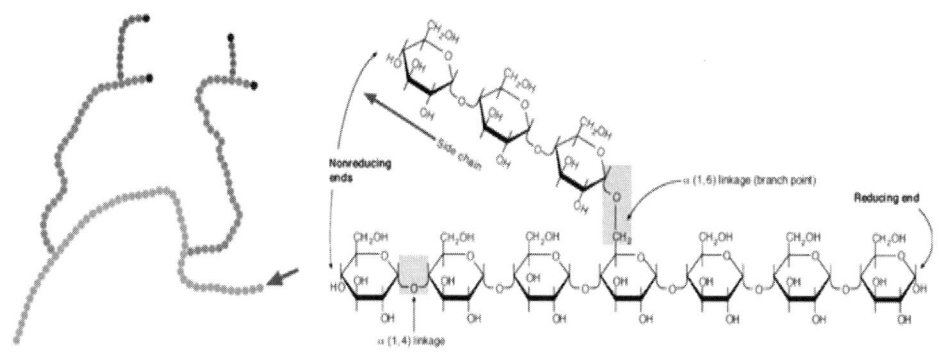

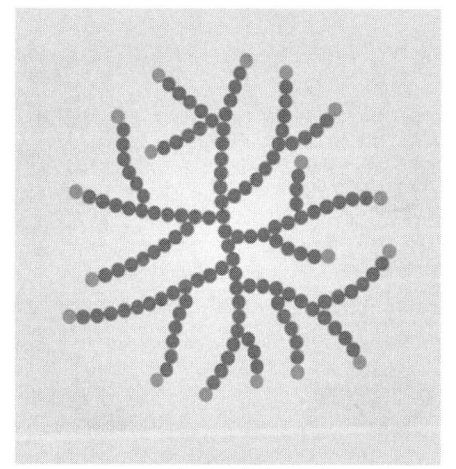

아밀로펙틴

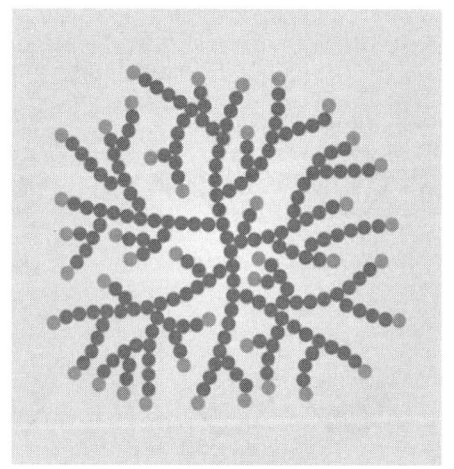

글리코겐

5. 탄수화물 대사경로

(1) Glycogenolysis

(2) Glycogenesis

(3) Glycolysis

(4) Gluconeogenesis

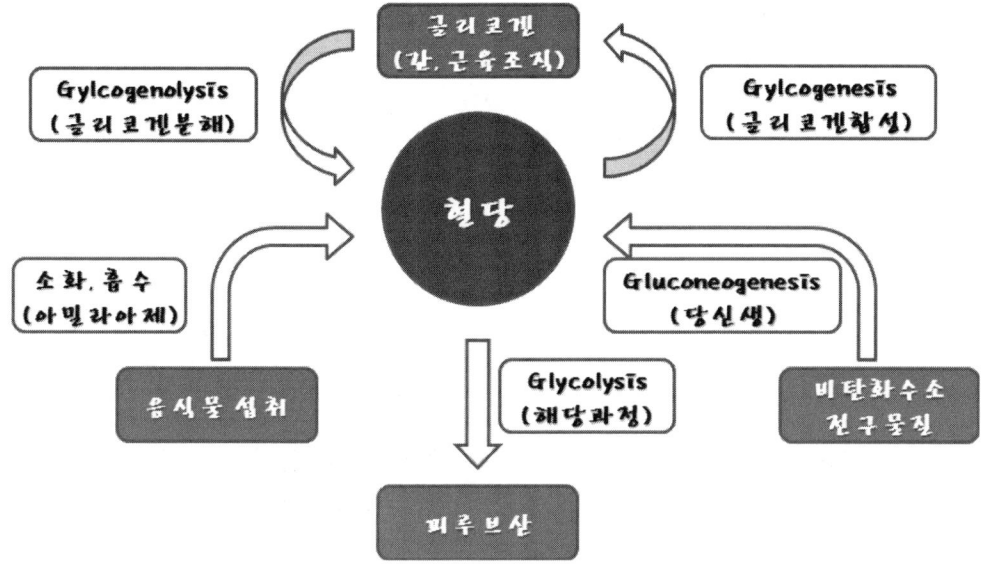

6. 내분비 호르몬에 의한 혈당 조절
(1) 이자의 랑게르한스섬 β세포에서 분비하는 인슐린
   ① 혈당의 감소
   ② 세포막의 포도당 투과성을 항진시켜 세포내 유입을 증가
   ③ 간에서 글리코겐합성이나 지방합성을 촉진
   ④ 작용기전
      - 피루브산탈수소효소의 활성에 의한 아세틸 CoA합성속도 증가와 지방합성, 에너지생성반응의 촉진
      - 글리코겐합성효소의 활성화에 의한 글리코겐합성 촉진
      - 인산디에스테르 가수분해효소에 의한 cAMP의 분해 및 글리코겐 가인산분해효소의 불활성화 등

(2) 부신피질에서 분비되는 에피네프린
  ① 혈당 증가
  ② 작용기전
    - 세포막 내면의 아데닐산 고리 효소의 활성화
    - ATP로부터 cAMP합성 촉진
    - cAMP에 의한 단백질키네이스의 활성화
(3) 글루카곤, 당류코르티코이드(코르티솔), 갑상샘호르몬 : 혈당의 상승

7. 혈당 측정법

(1) 헥소키네이스(Hexokinase)법 : 혈당 측정의 표준법

$$\text{포도당} + ATP \xrightarrow[Mg^{2+}]{Hexokinase} \text{포도당-6-인산(G-6-P)} + ADP$$

$$\text{포도당-6-인산} + NADP^+ \xrightarrow{G-6-P\ DH} \text{6-인산글루콘산} + NADPH + H^+$$

340nm 흡광도 측정

(2) 포도당 산화효소(Glucose oxidase, GOD)법
  ① 포도당 산화효소는 산소존재하에서 β-포도당과 높은 특이성을 보임
  ② 변선광효소(mutarotase)를 첨가하여 α-포도당을 β-포도당으로의 전환이 필요
  ③ 과산화효소(peroxidase)를 이용한 공역반응으로 측정
  ④ 요산, 아스코르브산, 글루타티온 같은 환원성물질에 의한 위음성

$$\beta\text{-포도당} + H_2O + O_2 \xrightarrow{GOD} \text{글루콘산} + H_2O_2$$

$$H_2O_2 + \text{페놀} + \text{4-아미노안티피린} \xrightarrow{POD} \text{적색 퀴논} + H_2O$$

(3) 포도당 탈수소효소(Glucose dehydrogenase, GDH)법
  ① 변선광효소(mutarotase)를 첨가하여 α-포도당을 β-포도당으로 전환
  ② 항응고제 및 정상 혈청 성분들의 간섭이 없어 HK법의 결과와도 잘 일치

$$\beta\text{-포도당} + NAD^+ \xrightarrow{GDH} D\text{-포도당-}\delta\text{-락톤} + NADH + H^+$$

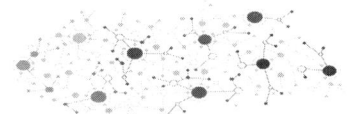

8. 당뇨병 진단 검사

(1) 경구 포도당 내성 검사(oral glucose tolerance test, OGTT)
   ① 당부하 검사 또는 내당능 검사라고도 하며 이자의 당 처리 능력을 알아보기 위한 검사
   ② 정상인은 포도당 경구 투여후 빠르게 증가하여 30~60분에 최고치, 90~120분정도에 낮아지고 180분 이내에는 정상치로 회복
   ③ 과정
      - 검사 전날 저녁식사후 금식(공복시간 10~16시간)
      - 검사 당일 아침공복에 혈청 포도당을 측정
      - 체중 kg당 1.75g, 최대 75g의 순수 포도당을 온수 300mL에 녹여 5분 이내 음용
      - 투여 후 3시간 동안 30분 간격으로 채혈하여 혈청 글루코오스 농도를 측정
      - 결과곡선을 통하여 측정값을 분석
   ④ 판정
      - 당뇨병 : 투여 후 2시간의 혈당치가 200 mg/dL이상인 경우
      - 당부하장애 : 2시간의 농도가 140~200 mg/dL이거나 적어도 한 번은 200 mg/dL 이상인 경우

(2) 당화 헤모글로빈(Glycated hemoglobin : HbA1C)
   ① 당화 : 단백질의 아미노기에 당이 비효소적으로 결합한 것
   ② 성인 Hb : HbA(90%), HbA1(7%), HbA2(2.5%), HbF(0.5%)
   ③ HbA1 : 당화헤모글로빈의 총칭
      - 아분획 : HbA1a, HbA1b, HbA1c
                》β-N-CHO-P, β-N-CHO, β-N-포도당
      - fast Hb으로 HbA1 의 80%가 HbA1c
      - 약 6주전의 혈장 글루코오스 평균치를 반영
   ④ 측정법
      - 전하의 차이 : 이온교환 크로마토그래피 / HPLC / 전기영동
      - 화학적 분석 : 비색법 / 분광광도법
      - 구조적 차이 : 친화성 크로마토그래피 / 면역측정법
      - 현재는 대부분 전용 HPLC를 사용
   ⑤ HbA1c 기준범위
      - 6.5% 이상이면 당뇨병

- 5.7~6.4% : 당뇨병 발병 고 위험
- 1% : 내당능 장애
- 기준 범위 : 4~5.6%
- 경고치(panic value) : >12%

(3) 프룩토사민
① 혈청단백질과 당이 결합한 형태로 대부분이 알부민과 결합
② 과거 2~3주 이전의 글루코오스 농도 반영
③ 프룩토사민과 HbA1c의 관계식

> HbA1c = 0.017 x 프룩토사민 + 1.61
> 프룩토사민 = (HbA1c - 1.61) x 58.82

④ 검사법
- 친화성 크로마토그래피
- HPLC : 당화단백질을 가수분해하여 당화리신을 측정
- 비색법 : 니트로블루 테트라졸리움(NBT)에 의해 생성된 포르마잔 측정
⑤ 기준범위 : 205~285umol/L

(4) 1,5-언히드로글루시톨(1,5-Anhydroglucitol, : 1,5-AG)
① 생리적 및 임상적 의의
- 포도당의 1번 탄소위치가 환원된 폴리올
→ 1-디옥시포도당 또는 1,5-언하이드로소르비톨
- 식사 등의 영향을 받지 않고, 일내변동도 없다.
- 신장에서 포도당와 경쟁적으로 재흡수
→ 혈중 포도당이 상승시 신장에서 재흡수가 저해되어 혈중농도저하
② 측정법 : 가스크로마토그래피, 효소법
③ 기준범위 : 14.0 ug/mL(85.9 umol/L) 이상

§ 실무능력 다지기 : 혈당 측정(GOD-POD법) / POCT

I. 측정 원리

II. 재료 및 방법

1. 재료 : 혈청, 표준액(200 mg/dl), 증류수, 정색시액

2. 실험방법

	검체	표준	시약블랭크
혈청 (ml)	0.02	-	-
표준액 (ml)	-	0.02	-
증류수 (ml)	-	-	0.02
정색시액 (ml)	3.0	3.0	3.0
잘 혼합하여 37℃에 5분간 방치 후 시약블랭크를 대조로 30분 이내에 파장 500nm에서 흡광도 측정			

∗ 참고치 : 70~100(mg/dl)

III. 실험 결과 :

	검체 1	검체 2
검체 흡광도		
표준액 흡광도		
시약블랭크 흡광도		
계산식		
혈당치		

* 간이혈당계 측정값 :

IV. 실험 토의

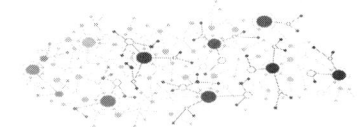

V. Quiz

1. GOD-POD법에서 과산화수소를 이용해서 발색하는데 관여되는 시약은?

2. 당뇨병의 진단을 위한 기준 3가지?

78 | 임상화학 실무

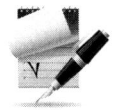

제7장 탄수화물

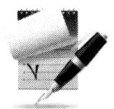

제8장 단백질

1. 아미노산

(1) 구조
    α 탄소에 카르복실기(-COOH), 아미노기(-NH$_2$), 측쇄인 R기로 구성

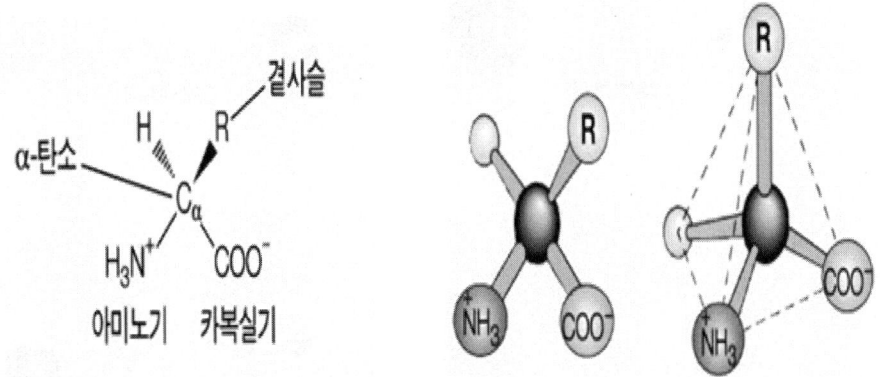

(2) 20종류의 아미노산이 존재
    ① 12종 : 생체내에 합성이 가능
    ② 8종 : 음식물을 통해서 공급 〉〉〉 필수아미노산
        → 이소루신, 루신, 리신, 메티오닌, 페닐알라닌, 트레오닌,
          트립토판, 발린

(3) 양성물질(쯔비터이온)
    분자내에 음이온과 양이온을 함께 가진 중성분자

(4) 분류 : 측쇄(-R기)의 성질에 따라서 아미노산의 성질이 결정

① 산성 : 카르복실기(-COOH)

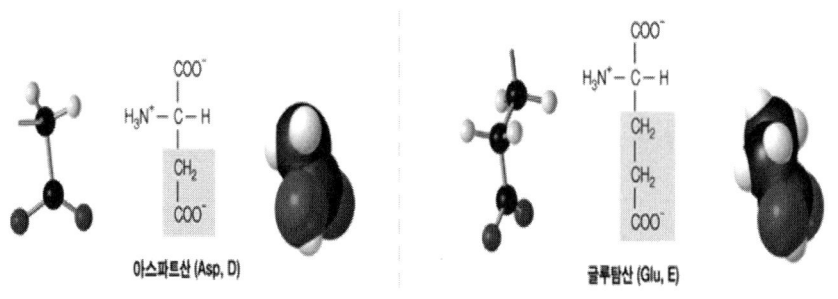

② 염기성 : 아미노기($-NH_3^+$) 또는 이미노기($=NH^+$)

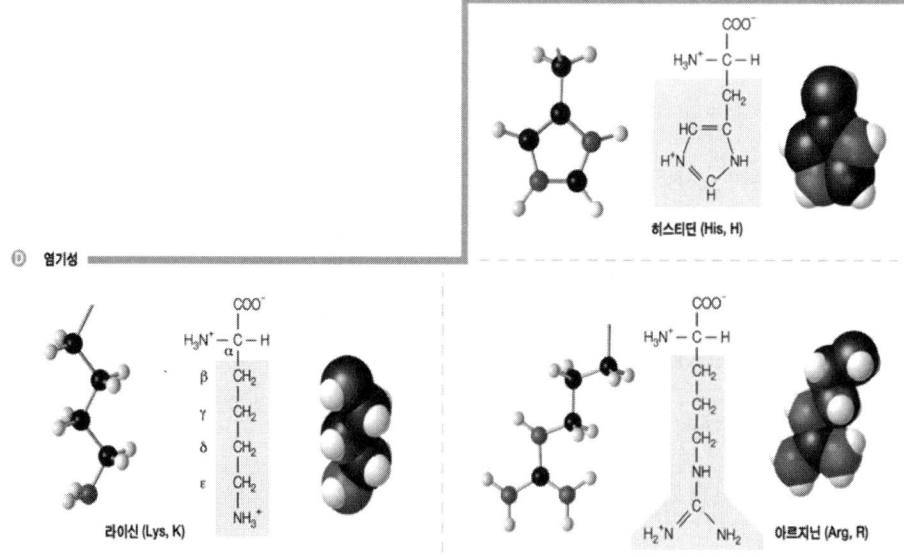

③ 중성, 비극성(소수성)

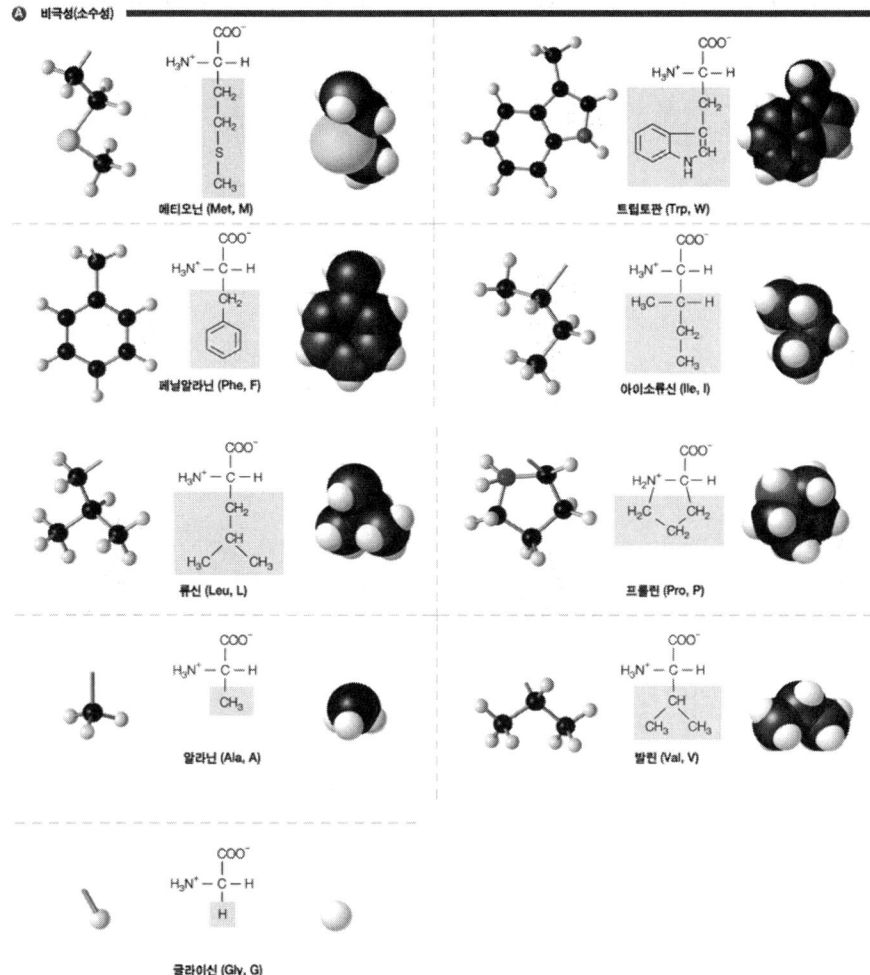

④ 중성, 극성

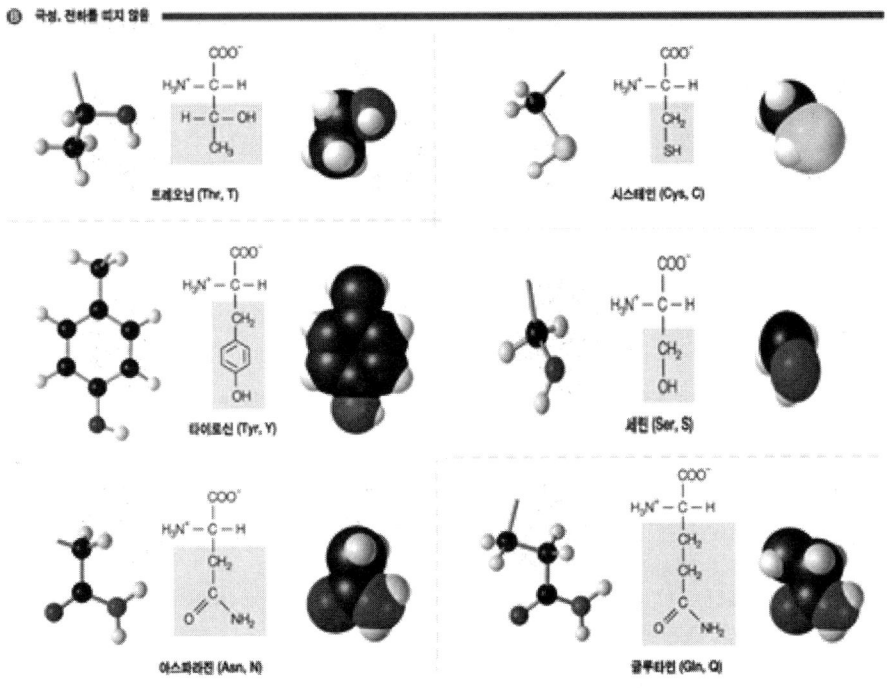

(5) 일반적 아미노산의 이름과 약어

표 3.1 일반적 아미노산의 이름과 약어

아미노산	세 글자 약어	한 글자 약어
알라닌	Ala	A
아르지닌	Arg	R
아스파라진	Asn	N
아스파트산	Asp	D
시스테인	Cys	C
글루탐산	Glu	E
글루타민	Gln	Q
글라이신	Gly	G
히스티딘	His	H
아이소류신	Ile	I
류신	Leu	L
라이신	Lys	K
메티오닌	Met	M
패닐알라닌	Phe	F
프롤린	Pro	P
세린	Ser	S
트레오닌	Thr	T
트립토판	Trp	W
타이로신	Tyr	Y
발린	Val	V

* 참고 : 한 글자 약어는 가능하면 아미노산 이름과 동일한 글자로 시작한다. 이름이 동일한 글자로 시작되는 아미노산이 여러 개 있으면, Rginine(아르지닌), asparDic(아스파트산), Fenylalanine(페닐알라닌), tWyptophan(트립토판)과 같이 발음상 나타나는 글자(때로는 익살스런 글자가 사용된다. 두 가지 이상의 아미노산이 동일한 글자로 시작되는 경우에는, 가장 작은 아미노산이 그 글자 약어를 갖는다.

2. 단백질

(1) 정의

하나의 아미노산의 카르복실기와 다른 하나의 아미노산의 아미노기 사이의 연속적인 펩티드 결합에 의해 구성된 복잡한 중합체

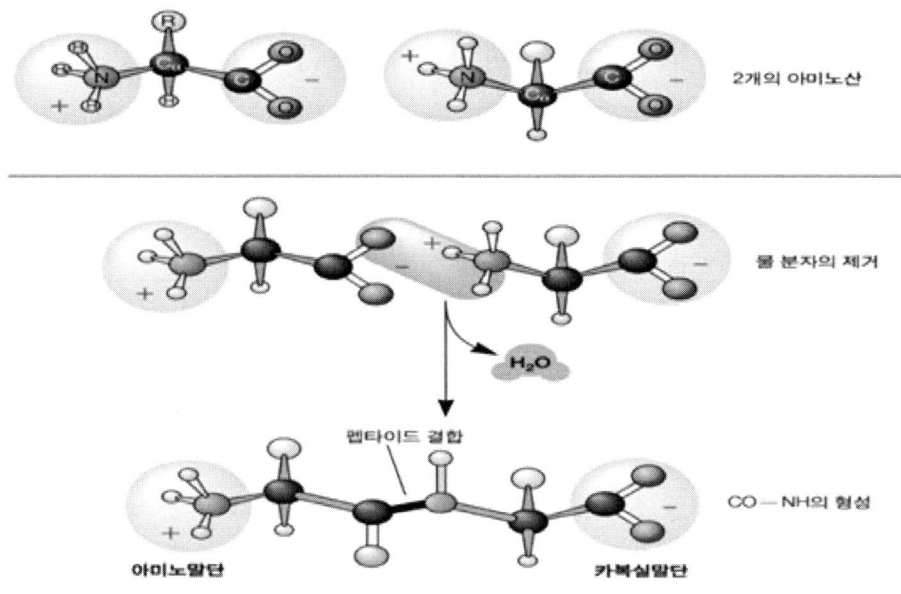

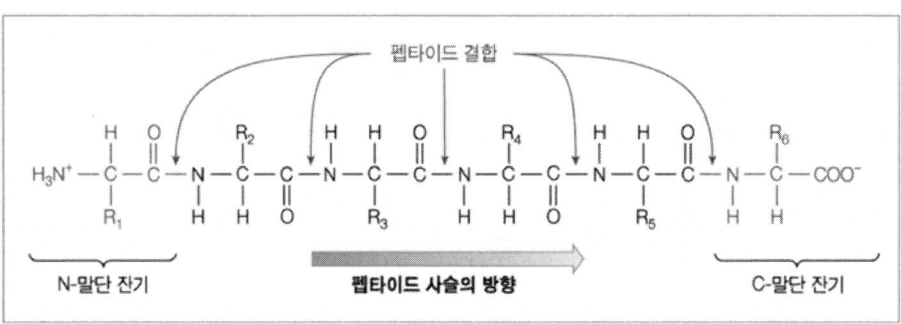

(2) 단백질의 1차 구조
   ① 아미노산들이 펩티드 결합에 의해서만 단순하게 구성된 사슬
   ② 아미노산의 배열은 생물학적 특성상 매우 중요
      → 만일 한 개의 아미노산만 치환되더라도 생물학적 활성이 변함
      ㉮ 겸상적혈구빈혈증(Sickle cell anemia)

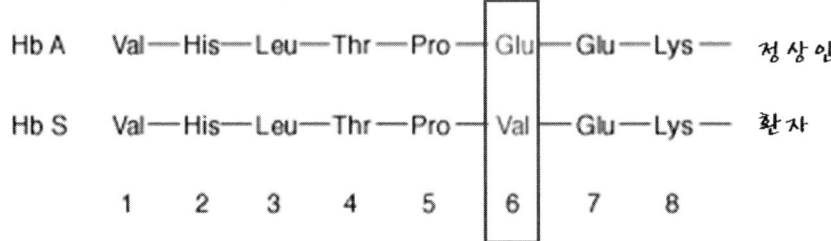

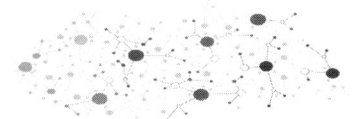

(3) 단백질의 2차 구조
   ① 아미노산 사슬의 국소적 공간구조의 정의
   ② 폴리펩티드 사슬내의 아미노산과 인접한 아미노산 사이에 수소결합
   ③ α-나선과 β-병풍 구조

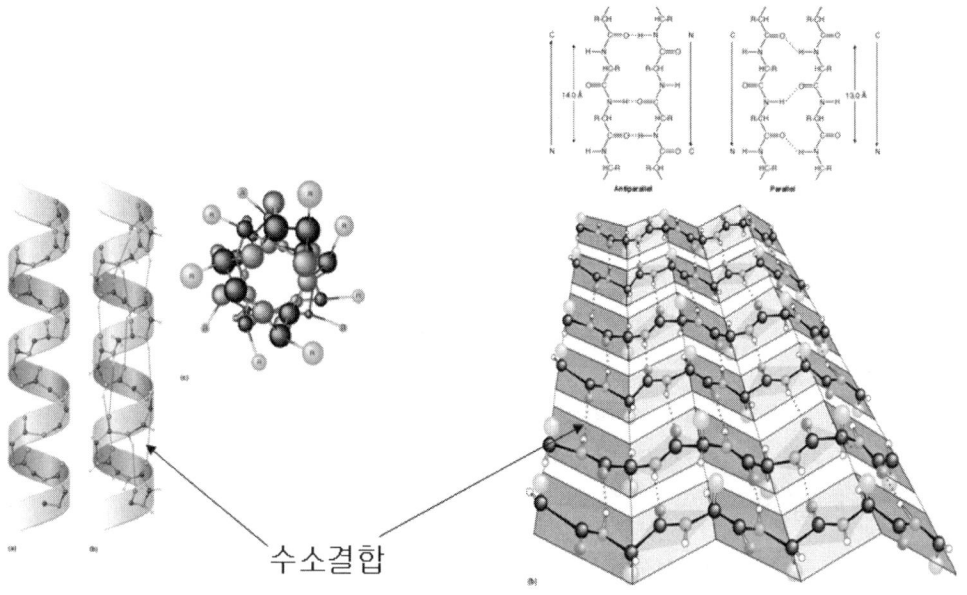
수소결합

(4) 단백질의 3차 구조
   ① 다양한 2차 구조가 축척되어 전체적으로 3차원 구조를 형성
   ② 생물학적 기능을 가짐
   ③ 단백질 접힘(protein folding) : 1차구조가 3차구조가 되는 과정
      → 정전기적 상호작용, 이황화결합, 소수성상호작용, 수소결합

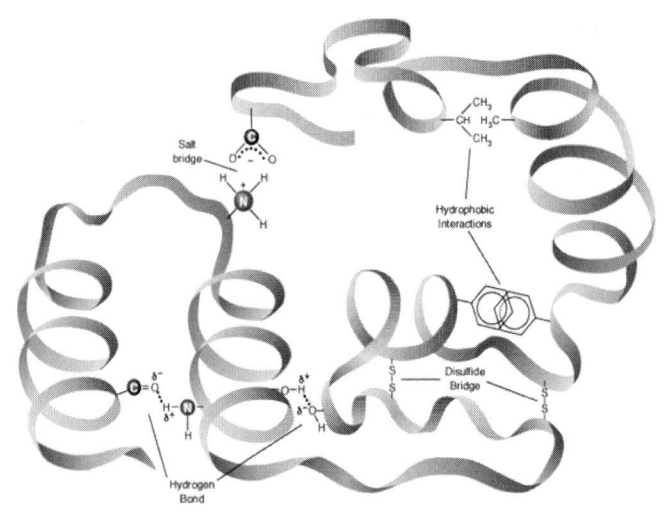

(5) 단백질의 4차구조

3차구조 단백질들이 소단위체(subuint)가 되고, 이 소단위체가 비공유결합으로 하나의 기능적 단백질을 형성한 것

㉠ 헤모글로빈

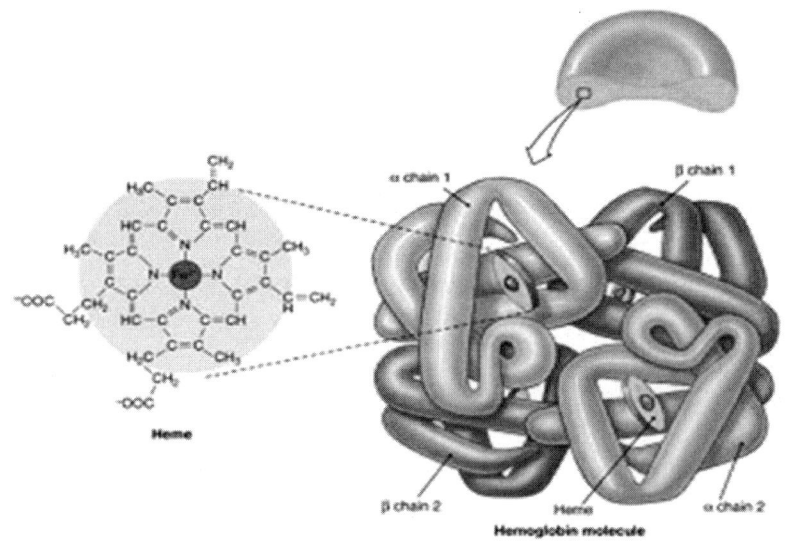

(6) 단백질의 변성

3차구조의 변화로 발생되면 기능을 상실하게 됨(보통 1차 구조는 불변)

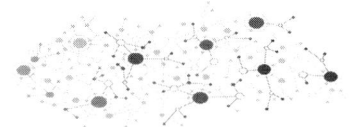

3. 단백질의 분류

(1) 형태에 따른 분류
　① 구상단백질
　　- 둥글고 치밀하게 접혀있는 사슬
　　- 대부분의 혈청단백질 : 마이오글로블린, 헤모글로블린 등

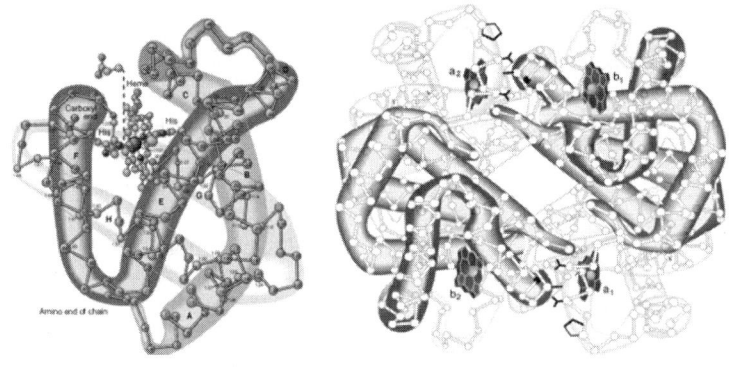

　② 섬유상단백질
　　- 가는 막대모양의 사슬
　　- 모발, 콜라겐, 피브린 등과 같은 구조단백질

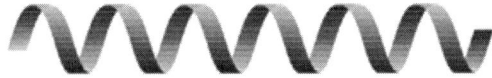

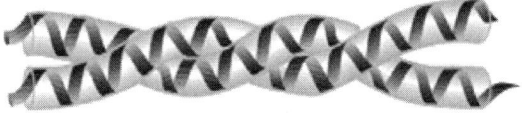

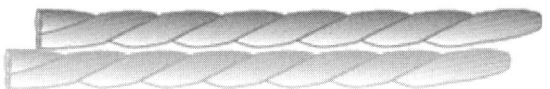

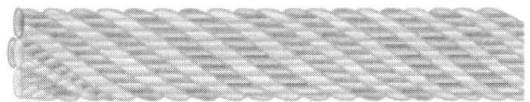

(2) 성분에 따른 분류
  ① 단순단백질 : 아미노산 한 가지 성분으로만 구성
  ② 복합단백질 : 아미노산 이외의 분자가 결합
    - 아포단백질 : 아미노산 부분
    - 보결분자단 : 비아미노산 부분
    - 명칭 : 보결분자단에 의해 결정

분 류	보결분자단	예
지단백질	지질	고밀도 지단백(HDL)
당단백질	탄수화물(<4%)	면역글로불린 G
뮤 코단백질	탄수화물(>4%)	헤모펙신(hemopexin)
금속성단백질	금속	헤모글로빈 (Fe)
인단백질	인산	유즙의 카세인

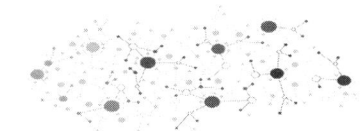

§ 실무능력 다지기 01 : 총단백 측정 / Biuret법

I. 측정 원리

II. 재료 및 방법

1. 재료 : 혈청, 표준액(6 g/dl), 증류수, 정색시액
2. 실험방법

	검체	표준	시약블랭크
혈청(ml)	0.05	-	-
표준액(ml)	-	0.05	-
증류수(ml)	-	-	0.05
정색시액(ml)	5.0	5.0	5.0
잘 혼합하여 37℃에 30분간 방치 후 시약블랭크를 대조로 30분 이내에 파장 540nm에서 흡광도 측정			

* 참고치 : 6.5~8.0(g/dl)

III. 실험 결과

	검체 1	검체 2
검체 흡광도		
표준액 흡광도		
시약블랭크 흡광도		
계산식		
총단백량		

IV. 실험 토의

V. Quiz

1. Biuret 시약의 조성은?

2. 시약블랭크를 사용하는 이유는?

3. 총단백 측정의 임상적 의의는 무엇인가?

§ 실무능력 다지기 02 : 알부민 측정 / BCG법

I. 측정 원리

II. 재료 및 방법
1. 재료 : 혈청, 표준액(6 g/dl), 증류수, 정색시액
2. 실험방법

	검체	표준	시약블랭크
혈청(ml)	0.02	-	-
표준액(ml)	-	0.02	-
증류수(ml)	-	-	0.02
정색시액(ml)	5.0	5.0	5.0
잘 혼합하여 실온에 10분간 방치 후 시약블랭크를 대조로 30분 이내에 파장 630nm에서 흡광도 측정			

* 참고치
 - 알부민 : 3.7 ~ 5.2 (g/dl)   - A/G비 : 1.1 ~ 1.7

III. 실험 결과

	검체 1	검체 2
검체 흡광도		
표준액 흡광도		
시약블랭크 흡광도		
계산식(알부민)		
알부민량		
계산식(A/G비)		
A/G비		

IV. 실험 토의

V. Quiz

1. BCG법에서 사용되는 완충액은?

2. 알부민 측정에 사용하는 색소는?

3. 알부민의 임상적 의의는 무엇인가?

§ 실무능력 다지기 03 : 단백질 전기영동(부록 sheet지 참조)

I. 실험 전 준비 과정

1. Barbital buffer 제조법

2. Fixative/Destain solution 제조법

3. Amido black protein stain solutio 제조법

4. Drying oven의 온도는?

II. 실험순서

    B-1.
    B-2.
    B-3.
    B-4.
    B-5.
    B-6.
    B-7.
    B-8.
    C-1.
    C-2.
    D-1.
    D-2.
    D-3.
    D-4.
    D-5.
    D-6.

III. 실험 결과

IV. 토의

> 단백질 전기영동의 정상 및 질환시의 전기영동상을 그려보고 각 패턴의 특성에 대해서 기술하고 자신의 실험결과를 해석하시오.

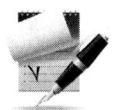

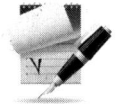
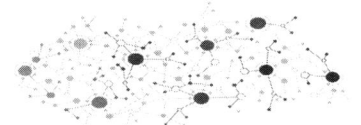

제9장 지질

1. 지질
(1) 물에 잘 녹지 않고, 알코올, 아세톤, 벤젠, 에테르 및 클로로포름과 같은 유기 용매에 용해되는 물질
(2) 기능
- 호르몬과 비타민 형성
- 소화작용을 촉진하는 유화제의 역할
- 에너지원으로서도 중요
- 세포막의 구성요소로서 선택적 투과성에 관여

(3) 종류 : 중성지방, 인지질, 콜레스테롤 등

2. 지방산
(1) 말단에 카르복실기를 가지는 선형의 탄화수소 사슬
→ 친수성의 머리부분과 소수성의 꼬리부분
(2) 보통 탄소수와 이중결합수에 의해 종류가 결정
(3) 포화지방산 : 이중결합이 없는 지방산
(4) 불포화지방산 : 하나 이상의 이중결합을 갖는 지방산
(5) 종류 : Acetyl-CoA로부터 합성됨

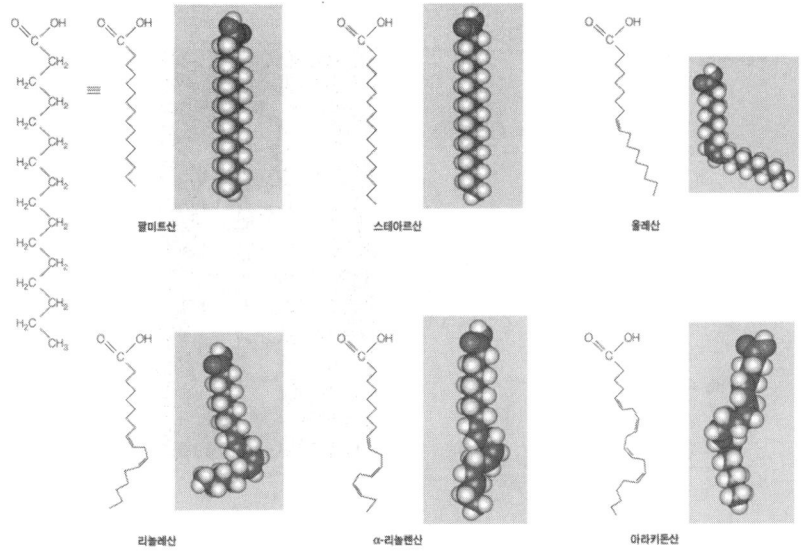

[참고] 아이코사노이드 및 프로스타글란딘
    (1) 아라키돈산의 유도체로 강력한 호르몬과 같은 생물학적 활성을 가짐
    (2) 프로스타글란딘, 뉴코트리엔, 트롬복산

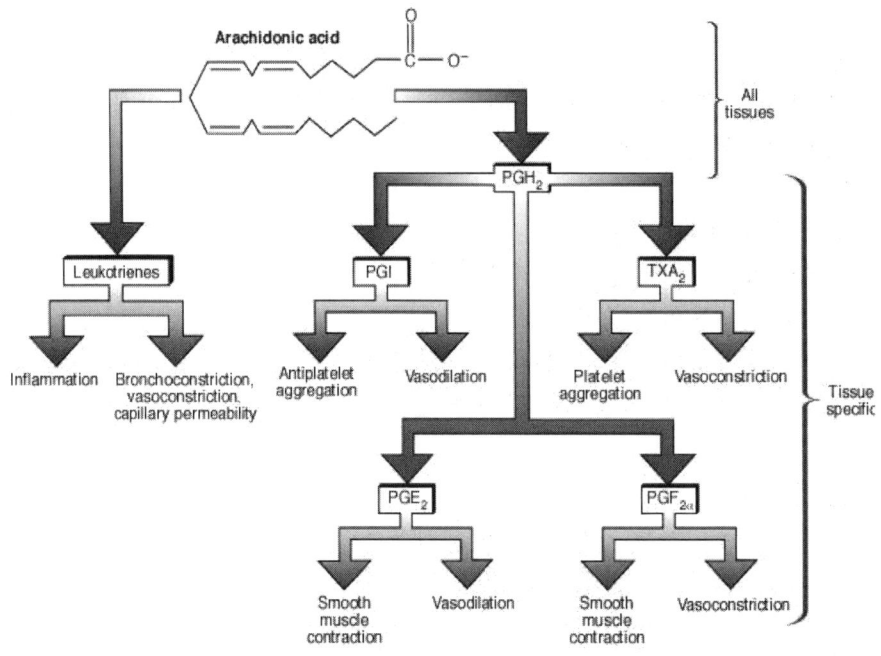

3. 중성지방(Triglyceride, TG)
(1) 한분자의 글리세롤과 3분자의 지방산으로 구성

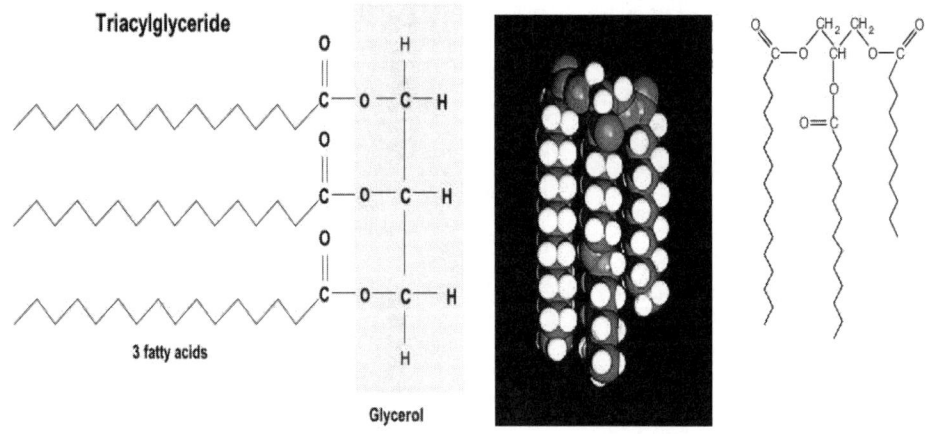

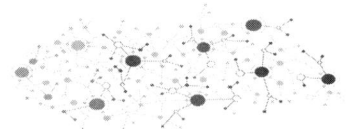

(2) 종류
- 내인성 중성지방
  간에서 합성되어 초저밀도 지단백(피이)의 성분으로 혈중에 방출
- 외인성 중성지방
  장에서 흡수된 모노글리세리드 및 지방산이 장점막세포에서 재합성 후 킬로미크론(Chylomicron)의 성분으로 혈중에 방출

4. 인지질

(1) 글리세롤의 3번 탄소에 지방산 대신 인산이 결합한 형태

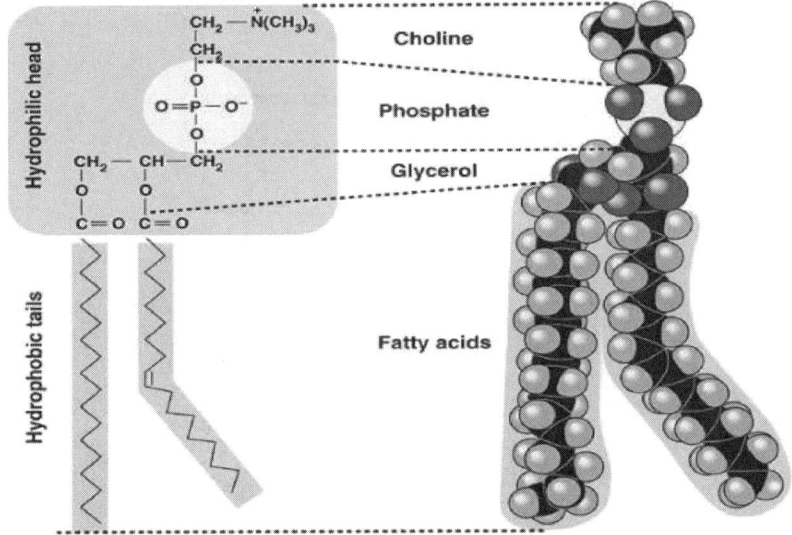

(2) 인산의 종류에 따라서 명명함
  ㉮ 콜린, 에탄올아민, 세린
    → 포스파티일콜린, 포스파티딜에탄올아민, 포스파티딜세린

5. 콜레스테롤
(1) 모든 스테로이드 화합물의 전구물질
(2) 6각형 고리 3개와 5각형 고리1개로 구성되며, 3번 탄소에 히드록실기(-OH)를 5, 6번 탄소사이에 이중결합을 포함하고 있다.

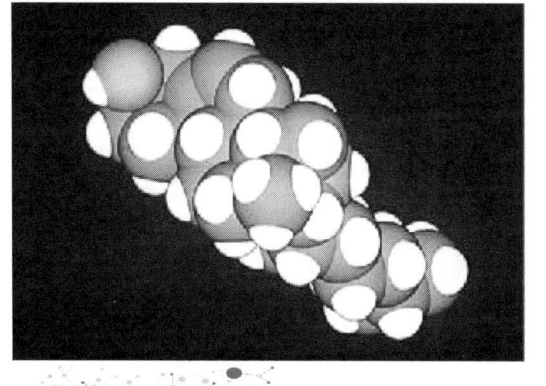

(3) 막성분으로 모든 세포에 존재하며 성선과 부신피질 호르몬의 전구체
(4) 혈청, 혈장내 70%가 에테르화로 존재
(5) 15%가 음식물로부터 나머지는 간이나 십이지장에서 합성됨

6. 지질단백질 : 입자의 크기, 밀도, 전기영동의 이동도에 따라 분류

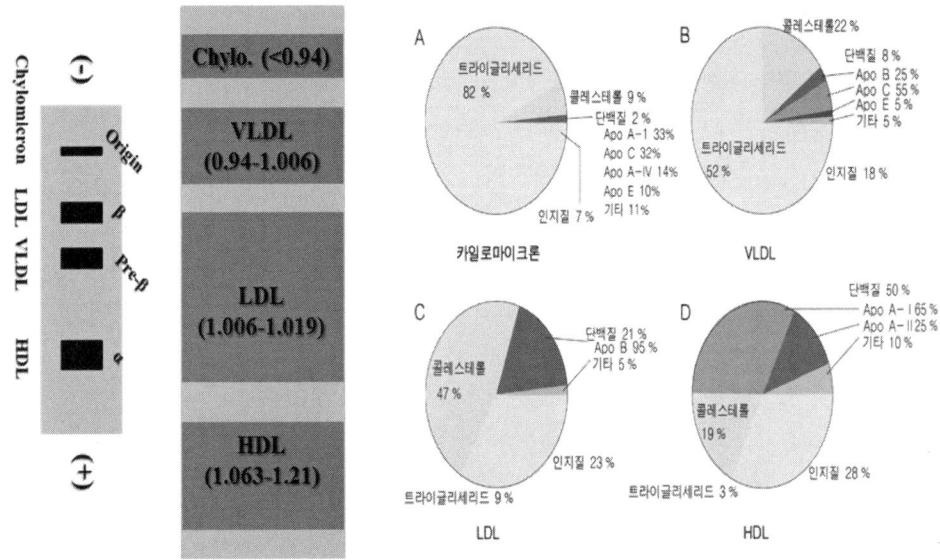

[참고] 지질성분의 생체내 이동 및 대사

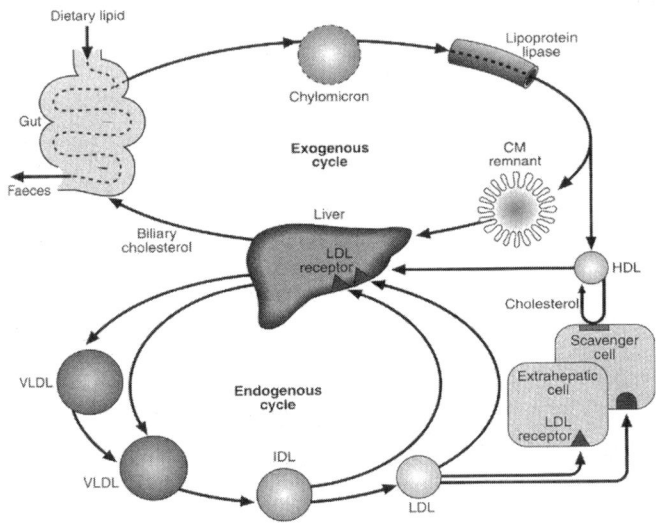

§ 실무능력 다지기 01 : 콜레스테롤 측정(효소법)

I. 측정 원리

II. 재료 및 방법

1. 재료 : 혈청, 표준액(300mg/dl), 증류수, 효소시액(효소시약+완충액)
2. 실험방법

	검체	표준	시약블랭크
혈청(ml)	0.02	-	-
표준액(ml)	-	0.02	-
증류수(ml)	-	-	0.02
효소시액(ml)	3.0	3.0	3.0
잘 혼합하여 37℃에 5분간 반응시킨 후, 시약블랭크를 대조로 60분 이내에 파장 500nm에서 흡광도 측정			

  * 참고치
    130~250 mg/dl

III. 실험 결과

	검체 1	검체 2
검체 흡광도		
표준액 흡광도		
시약블랭크 흡광도		
계산식		
총콜레스테롤 량		

IV. 실험 토의

V. Quiz

1. 혈중의 에스테르형 cholesterol과 free형 cholesterol의 비율은?

2. cholesterol의 화학구조식을 그리시오.

§ 실무능력 다지기 02 : HDL-cholesterol 측정(효소법)

I. 측정 원리

II. 재료 및 방법

1. 재료 : **표준액(50mg/dl), 증류수, 효소시액(효소시약 + 완충액), 분리시액**
2. 실험방법
    * 검체준비 : 혈청 0.3ml + 분리시액 0.3ml을 잘 혼합하여 실온에 방치 후 3,000rpm에서 10분간 원심분리후에 상청액을 검체로 사용

	검체	표준	시약블랭크
혈청(ml)	0.1	-	-
표준액(ml)	-	0.1	-
증류수(ml)	-	-	0.1
효소시액(ml)	3.0	3.0	3.0
잘 혼합하여 37℃에 5분간 반응시킨 후 시약블랭크를 대조로 60분 이내에 파장 500nm에서 흡광도 측정			

    * 참고치 : 남자 30~65mg/dl / 여자 35~80mg/dl

III. 실험 결과

	검체 1	검체 2
검체 흡광도		
표준액 흡광도		
시약블랭크 흡광도		
계산식		
HDL-콜레스테롤 량		

IV. 실험 토의

V. Quiz

1. HDL-cholesterol을 구성하는 성분중에서 가장 많은 것은?

2. HDL을 분리하기 위해서 사용하는 침전제 3가지는?

3. 위 침전제들이 결합하는 아포단백질의 종류는 무엇인가?

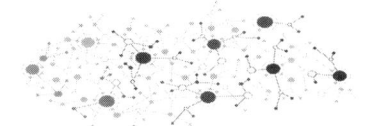

§ 실무능력 다지기 03 : Triglyceride 측정(효소법)

I. 측정 원리

II. 재료 및 방법

1. 재료 : 혈청, 표준액(300mg/dl), 증류수, 효소시액
2. 실험방법

	검체	표준	시약블랭크
혈청(ml)	0.02	-	-
표준액(ml)	-	0.02	-
증류수(ml)	-	-	0.02
효소시액(ml)	3.0	3.0	3.0
잘 혼합하여 37℃에 10분간 반응시킨 후 시약블랭크를 대조로 60분 이내에 파장 550nm에서 흡광도 측정			

* 참고치 : 남자(50-155mg/dl) / 여자(40-115mg/dl)

III. 실험 결과

	검체 1	검체 2
검체 흡광도		
표준액 흡광도		
시약블랭크 흡광도		
계산식		
중성지방		

cf. HDL-cholesterol, Total cholesterol, TG의 측정을 이용하여 LDL-cholesterol 값을 계산하라.

IV. 실험 토의

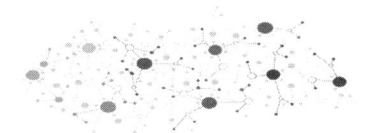

V. Quiz

1. 중성지방은 글리세롤 (   )개과 지방산 (   )개로 구성되어 있다.

2. 중성지방이 가장 많이 포함된 지질단백질은?

3. LDL-cholesterol을 구하는 계산식은?

§ 실무능력 다지기 04 : 지질단백질 전기영동(부록 sheet지 참조)

I. 실험 전 준비 과정

1. Fat red 7B의 제조법
   - stock stain solution

   - working stain solution

2. Tris/Barbital buffer 제조법

3. Drying oven의 온도는?

4. Destain solution 제조법

II. 실험순서

1.

2.

3.

4.

5.

6.

7.

8.

9.

10.

11.

118 | 임상화학 실무

III. 실험 결과

IV. 토의

> 프레드릭손과 레비에 의해 분류한 고지혈증의 분류에 대해서 기술하고 자신의 전기영동 결과와 비교하여 기술하시오.

제9장 지질

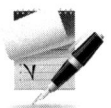

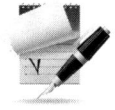

제10장 효소

1. 효소의 성질
(1) 생물학적 촉매제
   ① 촉매작용을 통해서 화학반응을 빠르게 해주는 단백질 분자
   ② 생물의 세포에서 합성됨
      → 생체 내에서의 에너지 공급, 생체분자의 합성·분해·배설 및 음식물의 소화와 흡수 등과 같은 물질의 전환이나 흐름을 조절
(2) 반응 전후에 소실되거나 비가역적으로 변화하지 않음

(3) 전효소(Holoenzyme) = 주효소(apoenzyme) + 보조인자(cofactor)
   cf. 보조인자
      - 무기화합물 : 금속이온(Zn^{2+}, Fe^{2+}, Cu^{2+}, Mn^{2+}, Mg^{2+})
      - 유기화합물 : 비타민 유도체(NAD^+, $NADP^+$, 피리독살-5-인산)

(4) 효소는 특이성을 지닌다.

2. 효소의 분류 : 효소의 기질에 대한 반응양식에 따라서 체계적인 분류
(1) 산화환원효소(oxidoreductase, EC : 1)
   ① 산화, 산소 첨가, 탈수소, 수소첨가 등 산화환원반응을 촉매하는 효소
   ② 탈수소효소(dehydrogenase), 환원효소(reductase), 산화효소(oxidase), 산소화효소(oxygenase), Lactate dehydrogenase(LDH) 등

(2) 전이효소(Transferase, EC : 2)
   아미노기, 메틸기, 인산기, 카르복실기 등 원자단의 전이를 촉매하는 효소
   → Aspatate aminotransferase(=Glutamate oxalacetate transferase),
      Alanine aminotransferase(=Glutamate pyruvate transferase),
      Creatine phosphokinase(=Creatine kinase)
      Gamma glutamyl transferase(γ-GT)

(3) 가수분해효소(Hydrolase, EC : 3)
   C-O, C-N, C-C 등의 가수분해반응을 촉매하는 효소
   → Esterase, glycosidase, peptidase, nucleosidase, phosphatase 등

ex] Amylase, Lipase, Acid phosphatase, Alkaine phosphatase, cholinesterase, urease

(4) 분해 · 부가효소(lyase, EC : 4)
가수분해에 의하지 않고 기질로부터 특정 원자단의 제거를 촉매하는 효소
➔ Aldolase, dehydratase, decarboxylase 등

(5) 이성질화효소(Isomerase, EC : 5)
이성질화 반응을 촉매하는 효소 ➔ mutase, epimerase 등

(6) 연결효소(ligase, EC : 6)
ATP 등의 고에너지 인산화합물과 공역하여 2개의 분자를 결합시키는 효소
➔ synthetase 등

3. 효소반응속도론

(1) 효소반응의 양식
효소(E), 기질(S), 효소 · 기질복합체(ES), 생성물(P)
단, 효소는 소실되거나 변형되지 않음

$$E + S \underset{k-1}{\overset{k1}{\rightleftharpoons}} ES \underset{k-2}{\overset{k2}{\rightleftharpoons}} E + P$$

(2) 반응속도(velocity, V)
단위 시간당 감소된 기질의 량 or 단위시간당 증가된 생성물의 량
$$V = -\frac{dS}{dt} = \frac{dP}{dt}$$

(3) 반응속도(V)와 기질농도(S)의 관계
① 최대반응속도(maximum velocity, Vmax)
② 0차 반응(zero order reaction)
③ 미카엘리스-멘텐정수(michaelis-Menten constant, Km)
최대반응속도의 ½에 해당하는 속도로 생성물을 생성할 때의 기질의 농도
➔ Km 값이 작을수록 효소친화성이 높음

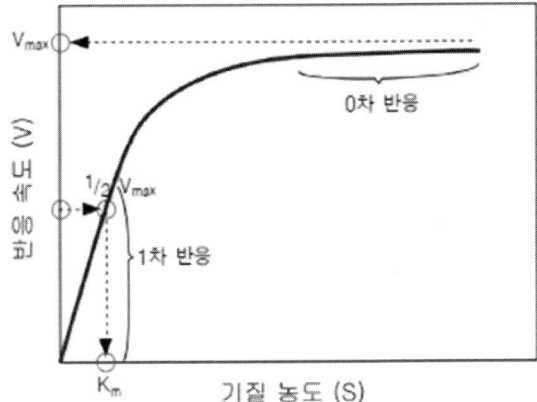

(4) 미카엘리스-멘텐식

Vmax : 최대반응속도, [S] : 기질농도, Km : 미카엘리스정수

$$V = \frac{Vmax \times [S]}{[S] + Km}$$

(5) 라인위버-버크식 : 미카엘리스-멘텐식의 양변에 역수를 취함

$$V = \frac{Vmax \times [S]}{[S] + Km} \quad \blacktriangleright \quad \frac{1}{V} = \frac{1}{Vmax} + \frac{Km}{Vmax} \times \frac{1}{[S]}$$

4. 효소활성 단위

(1) 국제단위(international unit, IU)

초속도로 측정하며 기질농도, pH, 조효소의 농도, 온도 등을 최적 조건으로 할 때 1분에 기질 1μmol을 생성물로 전환시킬 수 있는 효소의 량

(2) 카탈(katal, kat)

초당 변화하는 기질의 몰 수

(3) 카르멘(karmen)

5. 효소 활성 저해

(1) 경쟁적 저해(competitive inhibition)

① 기질 분자와 유사한 구조를 지닌 어떤 물질들이 관여
ex〉 말론산은 석신산탈수소효소의 경쟁적 억제제
② Km이 커지고 Vmax는 변화하지 않는다.
③ 가역성 저해(reversible inhibition)

(2) 비경쟁적 저해(noncompetitive inhibition)
   ① 효소의 2차 결합부위에 결합가능 >> 즉, 효소와 효소-기질복합체에 결합
   ② Km은 변하지 않고 Vmax는 저하된다.
   ③ 가역성 저해(reversible inhibition)

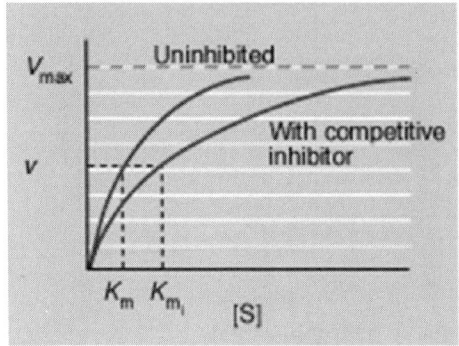 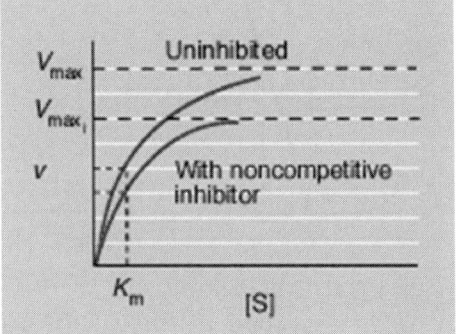

§ 실무능력 다지기 01 : Amylase 측정(Caraway 변법)

I. 측정 원리

II. 재료 및 방법

1. 재료 : 혈청, 정색시액, 기질완충액
2. 실험방법

	검체	시약블랭크
기질완충액 (ml)	1.0	1.0
37℃에서 3분간 예가온한다.		
시료 (ml)	검체 0.02	증류수 0.02
37℃에서 정확히 7분 30초간 반응시킨다.		
정색시액 (ml)	1.0	1.0
증류수 (ml)	5.0	5.0
잘 혼합하여 1시간 이내에 증류수를 대조로 660 nm에서 흡광도를 측정한다.		

∗ 참고치 : 4.8~168 somogyi unit

III. 실험 결과

	검체 1	검체 2
검체 흡광도		
시약블랭크 흡광도		
계산식		
amylase		

* 검체 100ml가 37℃에서 30분간 전분 10mg을 가수분해하는 활성을 1 단위로 한다.

IV. 실험 토의

V. Quiz

1. Amylase의 분자내에 존재하는 이온과 활성을 촉진하는 이온은 각각 무엇인가?

2. Amylase의 2가지 동종효소는 무엇인가?

§ 실무능력 다지기 02 : GOT-GPT 측정(Reitman-Frankel법)

I. 측정 원리

II. 재료 및 방법

1. 재료
1) 혈청, 표준곡선용 시액(pyruvic acid)
2) GOT 기질액 : aspatatic acid, α-ketoglutamic acid
3) GPT 기질액 : alanine, α-ketoglutamic acid
4) 정색시액 : 2,4-dinitrophenylhydrazine
5) 반응정지액 : 0.4 NaOH

2. 실험방법
1) 표준곡선용

	1	2	3	4	5
표준곡선용 시액(ml)	0	0.1	0.2	0.3	0.4
기질액(ml)	1	0.9	0.8	0.7	0.6
증류수(ml)	0.2	0.2	0.2	0.2	0.2
정색시액(ml)	1	1	1	1	1
잘 혼합하여, 실온에 20분 방치					
0.4N NaOH 용액(ml)	10	10	10	10	10
실온에 10분 방치후, 60분 이내에 증류수를 대조로 505nm에서 흡광도 측정					

2) 검체측정용

	검체 (GOT용)	검체 (GPT용)
기질완충액(ml)	1.0	1.0
37℃에서 5분간 예가온 한다.		
혈청(ml)	0.2	0.2
잘 혼합하여 37℃에 GOT는 60분, GPT는 30분간 방치		
정색시액(ml)	1.0	1.0
잘 혼합하여, 실온에서 20분간 방치		
반응정지액(ml)	10	10
잘 혼합하여 실온에 10분간 방치후, 60분 이내에 505nm에서 측정		

* 참고치 : GOT : 8~40karmen / GPT : 5~30karmen

III. 실험 결과

1) 표준곡선용 결과

	1	2	3	4	5
GOT 흡광도					
GPT 흡광도					

2) 검체 결과

	GOT 검체	GPT 검체
흡광도		
결과값		

IV. 실험 토의

V. Quiz

1. GOT/GPT 효소의 반응 보조효소는?

2. UV법을 이용한 GOT/GPT 측정에서 사용하는 효소는 각각 무엇인가?

§ 실무능력 다지기 03 : BUN 측정(Urease-indophenol법)

I. 측정 원리

II. 재료 및 방법

1. 재료 : 혈청, 표준액(30mg/dl), 효소시액, 정색시액
2. 실험방법

	검체	표준	시약블랭크
혈청(ml)	0.02	-	-
표준액(ml)	-	0.02	-
증류수(ml)	-	-	0.02
효소시액(ml)	2.0	2.0	2.0
잘 혼합하여 37℃에 5분간 가온한다.			
정색시액(ml)	2.0	2.0	2.0
잘 혼합하여 37℃에서 10분간 가온하여, 60분 이내에 블랭크를 대조로 파장 580nm에서 흡광도를 측정한다.			

* 참고치 : 7.5~20.0mg/dl

III. 실험 결과

	검체 1	검체 2
검체 흡광도		
표준액 흡광도		
시약블랭크 흡광도		
계산식		
BUN		

IV. 실험 토의

V. Quiz

1. 요소를 합성하는 오르니틴 회로를 구성하는 4가지 성분은?

2. BUN 값을 이용하여 요소의 값을 계산할 때 사용하는 환산 값은?

3. 증가된 요소질소의 원인을 찾기 위해서 이것의 비율을 계산한다. 이것은 무엇인가?

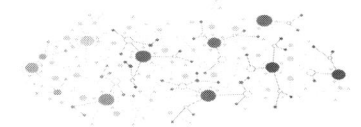

§ 실무능력 다지기 04 : TIBC & serum Fe 측정

I. 측정 원리

II. 재료 및 방법

1. 재료

   철용액(염화제2철), 표준액(황산제1철암모늄), 흡착제(탄산마그네슘), 환원제(아스코르브산), 정색시액(2-(5-니트로-2-피리딜아조)-5-(N-프로필-N-설포프로필아니노)-페놀

2. 실험방법

   1) 상청액의 분리
      - 검체 0.2ml에 철용액 0.4ml을 첨가하여 잘 혼합한다.
      - 흡착제 1 스푼을 가하고 잘 혼합하여 실온에 10분 방치한다.
      - 3,000rpm에서 10분간 원심분리 후 상청액 0.1ml을 취한다.
   2) 철 측정조작

	TIBC용	혈청철용	표준용	Blank
	상청액 0.1ml	혈청 0.1ml	표준액 0.1ml	증류수 0.1ml
사용완충액	2.0ml	2.0ml	2.0ml	2.0ml
잘 혼합하여 37℃에서 5분간 가온				
정색시액	0.5ml	0.5ml	0.5ml	0.5ml
잘 혼합하여 37℃에서 5분간 가온한 후, 실온에 5분 이상 방치하여 2시간 이내에 blank를 대조로 590nm에서 흡광도 측정				

   * 참고치 : Fe : 남자(80-200ug/dL), 여자(70-180ug/dL)
              TIBC : 남자(250-380ug/dL), 여자(250-450ug/dL)

III. 실험 결과

1. 계산법
1) 혈청철 = 검체의 흡광도/표준액의 흡광도 x 200(ug/dl)
2) TIBC = 상청액의 흡광도/표준액의 흡광도 x 200(ug/dl) x 3
3) UIBC = TIBC - 혈청철 량
4) 포화율(%) = 혈청철량/TIBC x 100

2. 측정결과
1) 자기 결과

흡광도		혈청철 결과값	
표준액		TIBC 결과값	
혈청철		UIBC 결과값	
TIBC		포화율 (%)	

2) 조원 결과

	혈청철	TIBC	UIBC	포화율 (%)

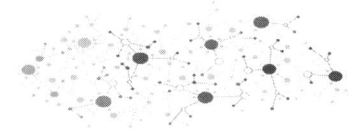

Ⅳ. 실험 토의

V. Quiz

1. Transferrin에 결합하는 철은 몇 가 철인가?

2. TIBC를 계산할 때 3을 곱해주는 이유는?

제10장 효소

140 | 임상화학 실무

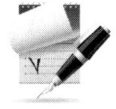

[부 록]

혈청중 글루코스 성분 정량 검사용
아산셋트 글루코스 측정용 시액
GLUCOSE– Enzyme
(AM 201-K)   효소법 (5분법)

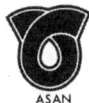
ASAN

■ 측정법의 원리
GOD(Glucose-oxidase)의 작용에 의하여 Glucose는 용액중의 효소 및 물과 반응하여 글루콘산과 과산화수소가 됩니다. 이어서 이 과산화수소가 Peroxidase의 작용에 의하여, Phenol과 4-Aminoantipyrine을 산화적으로 축합시켜, 키논형 적색 색소를 생성합니다. 이 적색 색소를 파장 500 nm 에서 비색 측정하여 검체중의 Glucose량을 구합니다.

■ 특 징
(1) 조작이 1단계이므로 간단합니다.
(2) 5분으로 반응이 종료되는 End point 법입니다.
(3) 검량선은 600 mg/dℓ 까지 원점을 지나는 직선입니다.
(4) 효소시액은 안정하며, 조제후의 효소시액은 냉암소(2~10℃) 보존으로 적어도 1개월간은 사용할 수 있습니다.

■ 성분분량 및 포장단위   150 회용
(1) 효소시액 (AM 201-1) ············ 120 mℓ용 × 4
    글루코스옥시다제 (별규) 3250 KU/ℓ
    퍼옥시다제 (별규) 3.56 KU/ℓ
    뮤타로타제 (별규) 22.5 KU/ℓ
    글리신 2.25 g/ℓ
(2) 완충액 (AM 201-2) ·················· 120 mℓ × 4
    인산일칼륨 13.6 g/ℓ, 페놀 1.88 g/ℓ
(3) 표준액 (AM 201-3) ···················· 10 mℓ × 1
    (Glucose 200 mg/dℓ 함유)

■ 용법 및 용량
1) 시약의 조제법
측정을 시작하기 전에 다음의 시약을 조제하여 주십시오.
(1) 효소시액
효소시액 1병을 완충액 1병(120mℓ)으로 용해한 후 라벨에 복원한 일자를 표기합니다. 조제한 효소시액은 냉암소(2~10℃)보존으로 최소한 1개월간은 사용할 수 있습니다.

2) 측정조작법

	검 체	표 준	시약블랭크
혈 청	0.02 mℓ		
표 준 액		0.02 mℓ	
증 류 수			0.02 mℓ
효 소 시 액	3.0 mℓ	3.0 mℓ	3.0 mℓ
잘 혼합하여 37℃에서 5분간 방치			
40분 이내에 시약 블랭크를 대조로 파장 500 nm에서 흡광도를 측정			

* 시약 블랭크의 증류수 0.02 mℓ는 넣지 않아도 결과에 영향은 없습니다.

– 측정법의 도해

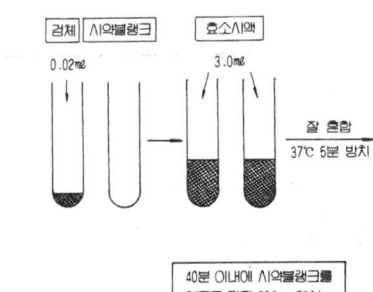

– 계산법

$$\text{Glucose 량}(mg/dℓ) = \frac{\text{검체의 흡광도}}{\text{표준의 흡광도}} \times 200$$

(표준액 = 200 mg/dℓ)

– 검량선의 작성
그래프 용지의 횡축에 농도(mg/dℓ)와 종축에 흡광도와의 대응점을 잡아서 검량선을 작성 합니다.

아산제약주식회사

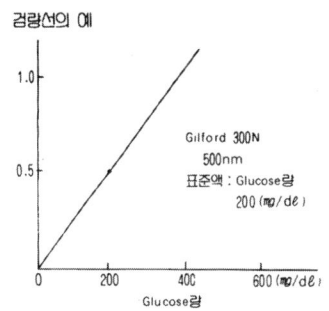

검량선의 예
Gilford 300N
500nm
표준액 : Glucose량
200 (mg/dℓ)

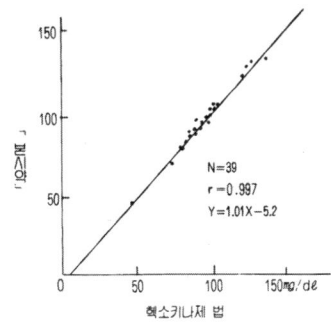

■ 다른 Method와의 상관
본 시약과 헥소키나제(HK, G-6-PDH)법과의 상관을 구한 결과는 양호했습니다.

N=39
r=0.997
Y=1.01X-5.2

헥소키나제 법

■ 사용상의 주의사항
(1) 반응시간은 5분이상 20분 이내라면 지장 없습니다.
실온(15℃이상)이면 반응은 15분에 종료됩니다.
(2) 본 시약은 효소제제를 함유하고 있으므로 냉암소(2~10℃)보존을 엄수하여 주십시오.
(3) 2파장 측정시는 505nm/570nm 를 사용하여 주십시오.
(4) 정도 관리를 위하여 필요시 검량선을 재작성해 주십시오.
(5) 임상검사용외 사용을 금하여 주십시오.

■정상치
70~100 mg/dℓ

■임상학적 의의
(1) 혈당이 고치를 나타내는 경우
 ①1차성 당뇨병
  주로 유전적 원인에 의한 Insulin의 부족
 ②2차성 당뇨병
  Insulin길항 Hormone 글루카곤, 성장 Hormone, 부신피질 Hormone, 갑상선 Hormone, ACTH등의 증가, 췌조직:랑겔한스병 의 파괴.
 ③간질환
(2) 혈당이 저치를 나타내는 경우
 ①고 Insulin 혈증
 ②Insulin 길항 Hormone 의 감소
 ③간질환
 ④저영양 상태

■동시 재현성
2가지 혈청을 시험하여 흡광도를 측정한 결과 양호한 재현성을 얻었습니다.

No.	혈 청 Ⅰ (O.D)	혈 청 Ⅱ (O.D)
1	0.230	0.846
2	0.231	0.840
3	0.228	0.840
4	0.227	0.842
5	0.228	0.842
6	0.228	0.844
7	0.228	0.843
8	0.228	0.846
9	0.228	0.843
10	0.229	0.843
x̄	0.229	0.843
SD	0.0012	0.0021
CV	0.52%	0.25%

■저장방법 및 유효기간
냉암소보존(2~10℃), 제조후 1년

■포장단위
100회용, 150회용, 600회용

■교 환
본 의약품은 엄격한 품질관리를 필한 제품입니다. 만약 구입시 유효기간 또는 사용 기간이 경과 되었거나 변질, 변패 또는 오손된 제품등은 교환하여 드립니다.
연락처 : 시약사업부 (02) 924-5734~8

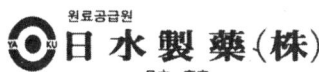

원료공급원
日水製藥(株)
日本·東京

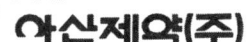

제조발매원
아산제약(주)
본사 : 경기도 화성군 동탄면 영천리 73
서울사무소 : 924-5 7 3 4~8

아산셋트 총단백 측정용시액
Total Protein
(AM 54-1011) Biuret법

■ 측정법의 원리
혈청에 알카리성으로 구리이온을 작용시키면, 단백은 착염을 형성하여 청자색을 나타내므로 이 착염에 의하여 생성된 청자색을 파장 540nm에서 측정하여 총 단백량을 구합니다.

■ 특 징
(1) 감도, 검량선등이 우수합니다.
(2) 공존물의 방해가 적습니다.
(3) 측정이 간편합니다.(1 Step, End point)
(4) 총단백량에서 알부민량을 빼면 글로부린량을 알 수 있습니다.
(5) 자동분석기에도 적용이 가능합니다.

■ 시약내용
정색시약(AM 54-1011) ········ 100회용(500㎖ × 1)
                          ········ 200회용(500㎖ × 2)

■ 측정 조작법

	검 체	표 준	시약블랭크
혈 청	0.05㎖		
표 준 액		0.05㎖	
증 류 수			0.05㎖
정색시약	5.0㎖	5.0㎖	5.0㎖

잘 혼합하여 37℃에서 30분간 방치
시약블랭크를 대조로 30분 이내에 파장 540nm에서 흡광도 측정

― 측정법의 도해

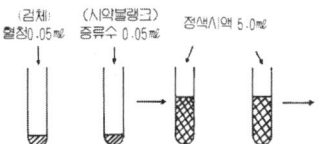

잘 혼합 37℃
30분간 방치

→ 시약블랭크를 대조로 하여 30분 이내에 파장 540nm 또는 여기에 가까운 필-타를 사용해 흡광도를 측정해 검량선에서 총 단백량을 구합니다.

― 계산법

혈청중의 총단백량(g/dℓ) = $\dfrac{검체의\ 흡광도}{표준의\ 흡광도}$ × 표준액의 농도(g/dℓ)

― 검량선의 작성
그래프 용지의 횡축에 농도(g/dℓ)와 종축에 흡광도와의 대응점을 잡아서 검량선을 작성합니다.

검량선의 예

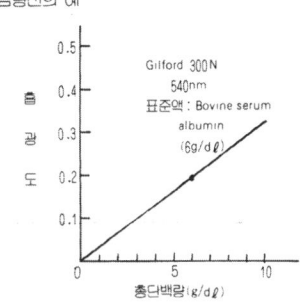

■ 사용상의 주의사항
(1) 온도의 영향이 그다지 크지는 않지만, 즉 실온에서의 반응도 가능하지만 계절차이에 따른 온도변화에 대한 정도관리를 위하여 37℃반응을 원칙으로 하여 주십시오.
(2) 20g/dℓ까지 Beer의 법칙이 적용되며 자동 분석기에도 사용 가능합니다.
(3) 임상검사외 사용을 금하여 주십시오.

■ 정 상 치
총 단 백 : 6.5~8.0(g/dℓ)
A/G비 : 1.1~1.7
A/G비 = $\dfrac{알부민}{총단백-알부민}$ = $\dfrac{알부민}{글로부린}$

■ 저장방법 및 유효기간
실온보존, 제조후 1년 6개월

■ 포장단위
100회용, 200회용.

아산제약주식회사

■ 임상학적 의의

임상적으로 혈청단백의 농도및 조성의 이상은
(1). 공급이상(소화흡수장해) : 소화기계의 질환, 수술, 저영양 등.
(2) 합성이상 : 간 및 세포 내피계에 있어서의 단백합성의 항진 또는 저하.
(3) 분해이상 : 임신, 수유기, 감상선 기능 항진, 당뇨병, 악성종양, 발열등.
(4) 배설이상 : 창상, 출혈, 화상, 체공, 요로, 장관의 이상등의 제인자에 의해 일어나며 이들 인자는 독립으로 또는 합병하여 각종 병상태에 있어서 혈청단백의 변동을 초래합니다.

血清蛋白 및 그 分畵의 正常値와 異常値를 나타내는 疾患 (補体系, 血液凝固系, 호르몬, 免疫 글로루빈은 제외)

	正 常 値	高	低
血清 総蛋白	6.5~8.0 (g/dl) 100 (%)	M蛋白血症 (특히 10g/dl 以上) 肝硬変症 慢性炎症 림파腫	네프로제 症候群 蛋白漏出性胃腸症 悪液質, 重症肝障害 急性感染症
Alb	3.7~5.2 (g/dl) 61.3~74.1 (%)		栄養摂取不足 肝硬変, 火傷肝 無 알부민 血症 異性 알부민 血症
α_1	0.10~0.22 (g/dl) 1.3~2.9 (%)	肝癌 (α_1-Fetoprotein) 急性慢性炎症 (α_1-antitrypsin) 腎不全 (α_1-micro globulin) 妊娠 (Transcortin)	汎発性急性肝障害 肝疾患 Tangier 病 (HDL) 肝硬変 (α_1-microglobulin)
α_1/α_2		妊娠 (셀루로 플라스민)	Wilson 病 (셀루로 플라스민) 肝疾患 (Gc 글로부린)
α_2	0.30~0.75 (g/dl) 4.1~10.1 (%)	炎症疾患 (헵토 글로빈 type 1-1) 妊娠 (pregnancy zone protein) 네프로제, 肝疾患및 糖尿病 (α_2-미크로 글로부린)	悪性腫瘍 (α_2-HS-glycoprotein) 肝疾患과 溶血性疾患 (헵토글로빈)
α_2/β_1			肝障害 (血清 콜리 에스테라제)
β	0.56~0.80 (g/dl) 7.6~10.8 (%)	妊娠 (steroid-binding β-globulin) 妊娠 (트란스 페린) 腎不全 (β_1-microglobulin) 高脂血症 (β-lipoprotein)	肝疾患, 溶血性疾患 (헤모 펩신) 네프로제 (트란스 페린)

■ 교 환

본 의약품은 엄격한 품질관리를 필한 제품입니다. 만약
구입시 유효기간 또는 사용 기간이 경과 되었거나 변질,
변패 또는 오손된 제품등은 교환하여 드립니다.
연락처 : 시약사업부 (02)3290-5700

원료공급원
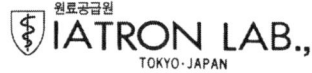

제조발매원
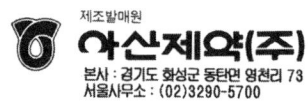
본사 : 경기도 화성군 동탄면 영천리 73
서울사무소 : (02)3290-5700

Albumin 측정용시액

(AM 127-K)   B.C.G법

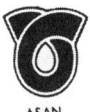

■ 측정법의 원리
알부민은 pH4.0부근에서 BCG와 반응하여 알부민량에 비례하여 녹색을 나타내므로 이것을 파장 630nm에서 측정하여 알부민량을 구합니다.

■ 특 징
(1) 재현성이 우수합니다.
(2) 공존물질(빌리루빈, 헤모글로빈, 설파제 등)의 영향이 없습니다.
(3) 측정이 간편하며, 단시간에 할 수 있습니다.
(4) 장기간 보존이 가능합니다.
(5) 자동분석기에 적용이 가능합니다.

■ 시약내용
정색시액(AM127-1) …… 100회용(500mℓ×1)
                         …… 200회용(500mℓ×2)

■ 측정조작법

	검 체	표 준	시약Blank
혈 청	0.02mℓ	—	—
표 준 액	—	0.02mℓ	—
증 류 수	—	—	0.02mℓ *
정색시액	5.0mℓ	5.0mℓ	5.0mℓ
잘 혼합하여 실온에 10분간 방치			
30분 이내에 시약블랭크를 대조로 파장 630nm에서 흡광도 측정			

※ 시약블랭크의 증류수 0.02mℓ는 생략해도 결과에 영향이 없음.

- 측정법의 도해

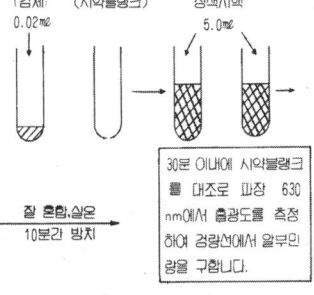

- 계 산 법

혈청 중의 알부민 량(g/dℓ) = $\dfrac{\text{혈청의 흡광도}}{\text{표준액의 흡광도}}$ × 표준액의 농도(g/dℓ)

- 검량선의 작성
Graph 용지의 횡축에 농도(g/dℓ)와, 종축에 흡광도와의 대응점을 잡아서 검량선을 작성합니다.

검량선의 예

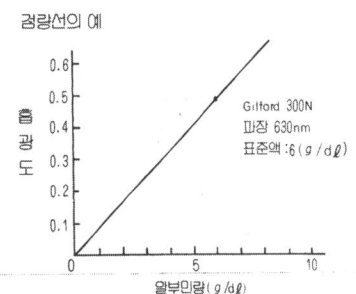

■ 측정상의 주의사항
(1) 온도에 의한 영향(20~30℃)은 그다지 없지만, 온도 변화가 커지면 반드시 검량선을 재작성해 주십시요.
(2) 항응고제 가운데서 EDTA 2 Na, NF 수산염은 통상의 사용농도에서는 영향이 없지만, 헤파린은 약간 낮은 값을 나타냅니다.
(3) 10 g/dℓ까지 Beer의 법칙이 적용되며 자동분석기에도 사용 가능합니다.

■ 정 상 치
알부민 : 3.7~5.2 g/dℓ
A/G비 : 1.1~1.7

A/G비 = $\dfrac{\text{알부민}}{\text{총단백-알부민}} = \dfrac{\text{알부민}}{\text{글로부린}}$

■ 저장방법 및 유효기간
냉암소보존(2-10℃), 제조후 18개월

■ 포장단위
100회용, 200회용

아산제약주식회사

■ 임상학적 의의

사람의 혈액 중에는 3,500~5,500mg/dl의 알부민이 들어있으며 그 분자량은 66,000입니다. 알부민은 단백질의 성분이며, 삼투압의 유지, 이온물질의 운반등의 기능을 가집니다. 특히, 간질환, 네프로제 증후등에서 감소하며, 또한 선천적으로 결핍증의 경우도 나타납니다.
알부민은 총단백 검사와 병행 실시하여 A/G 비에 의한 간질환 검사에 중요한 의의를 가집니다.

血淸蛋白 및 그 分画의 正常値와 異常値를 나타내는 疾患 (補体系, 血液凝固系系, 호르몬, 免疫 글로부린은 제외)

	正 常 値	高	低
血淸總蛋白	6.5~8.0 (g/dl) 100(%)	M蛋白血症 (특히 10 g/dl 以上) 肝硬變症 慢性炎症 림프腫	네프로제 症候群 蛋白漏出性胃腸症 惡液質, 重症肝障害 急性感染症
Alb	3.7~5.2 (g/dl) 61.3~74.1(%)		營養攝取不足 肝硬變, 火傷 無 알부민 血症 異性 알부민 血症
α_1	0.10~0.22 (g/dl) 1.3~2.9(%)	肝癌 (α_1-Fetoprotein) 急性慢性炎症 (α_1-antitrypsin) 腎不全 (α_1-microglobulin) 妊娠 (Transcortin)	劇発性急性肝障害 肝疾患 Tangier 病 (HDL) 肝硬變 (α_1-microglobulin)
α_1/α_2		妊娠 (셀루로 플라스민)	Wilson 病 (셀루로 플라스민) 肝疾患 (Gc글로부린)
α_2	0.30~0.75 (g/dl) 4.1~10.1(%)	炎症疾患 (헵토글로빈 type1-1) 妊娠 (pregnancy zone protein) 네프로제, 肝疾患 및 糖尿病 (α_2-마크로 글로부린)	惡性腫瘍 (α_2-HS-glycoprotein) 肝疾患과 溶血性疾患 (헵토글로빈)
α_2/β_1			肝障害 (血淸 콜리 에스테리제)
β	0.56~0.80 (g/dl) 7.6~10.8(%)	妊娠 (steroid-binding β-globulin) 妊娠 (트란스 페리) 腎不全 (β_2-microglobulin) 高脂血症 (β-lipoprotein)	肝疾患, 溶血性疾患 (헤모펙신) 네프로제 (트란스 페리)
α_2		單球性白血病 (리좀)	

■ 교 환

본 의약품은 엄격한 품질관리를 필한 제품입니다. 만약 구입시 유효기간 또는 사용 기간이 경과되었거나 변질, 변패 또는 오손된 제품등은 교환하여 드립니다.
연락처 : 시약사업부 (02)924-5734~8

원료공급원
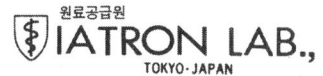

제조발매원
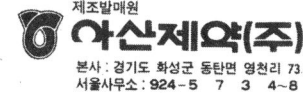
본사 : 경기도 화성군 동탄면 영천리 73
서울사무소 : 924-5 7 3 4~8

TITAN GEL Serum Protein System

Cat. No. 3041

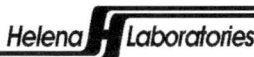

The Helena TITAN GEL Serum Protein System is intended for the separation and quantitation of serum proteins by agarose gel electrophoresis.

SUMMARY
Serum contains over one hundred individual proteins, each with a specific set of functions and subject to specific variation in concentration under different pathologic conditions.[1]

Since the introduction of moving-boundary electrophoresis by Tiselius[2] and the subsequent use of zone electrophoresis, serum proteins have been fractionated on the basis of their electrical charge at a particular pH into five classical fractions: albumin, alpha$_1$, alpha$_2$, beta and gamma proteins. Each of these classical electrophoretic zones normally contains two or more components. Approximately fifteen serum proteins have been studied extensively because they may be measured easily.[3-6]

PRINCIPLE
Proteins are large molecules composed of covalently linked amino acids. Depending on electron distributions resulting from covalent or ionic bonding or structural subgroups, proteins can be either polar or nonpolar at a given pH. In the TITAN GEL Serum Protein procedure, proteins are separated according to their respective electrical charges at 8.4-8.8 on agarose gel using both the electrophoretic and electroendosmotic forces present in the system. The proteins are then stained with Amido Black staining solution.

REAGENT
1. **TITAN GEL Serum Protein Gel**
   Ingredients: Each gel contains agarose in barbital buffer with 0.01% thimerosal added as a preservative.
   WARNING: FOR IN-VITRO DIAGNOSTIC USE ONLY.
   Preparation for Use: The gels are ready for use as packaged.
   Storage and Stability: The gels should be stored at room temperature (15 to 30°C) and are stable until the expiration date indicated on the package. The gels must be stored in the protective packaging in which they are shipped. DO NOT REFRIGERATE OR FREEZE THE GELS.
   Signs of Deterioration: Any of the following conditions may indicate deterioration of the gel: (1) crystalline appearance indicating the agarose has been frozen, (2) cracking and peeling indicating drying of the agarose, (3) bacterial growth indicating contamination.

2. **TITAN GEL Serum Protein Buffer**
   Ingredients: The buffer is a barbital-sodium barbital buffer with 0.1% sodium azide added as a preservative: pH 8.4-8.8.
   WARNING: FOR IN-VITRO DIAGNOSTIC USE ONLY. DO NOT INGEST.
   The buffer contains barbital which, in sufficient quantity, can be toxic. To prevent the formation of toxic vapors, sodium azide should not be mixed with acidic solutions. When discarding reagents containing sodium azide, always flush sink with copious quantities of water. This will prevent the formation of metallic azides which, when highly concentrated in metal, are potentially explosive. In addition to purging with water, plumbing should occasionally be decontaminated with 10% NaOH.
   Preparation for Use: Dissolve one bag in 1500 mL of deionized water. The buffer is ready for use when all material is completely dissolved.
   Storage and Stability: The packaged buffer should be stored at 15 to 30°C and is stable until the expiration date indicated on the package. Diluted buffer is stable two months at 15 to 30°C.
   Signs of Deterioration: Discard packaged buffer if the material shows signs of dampness or discoloration. Discard diluted buffer if it becomes turbid.

3. **Amido Black Protein Stain**
   Ingredients: When reconstituted as directed, the stain contains 0.25% (w/v) Amido Black stain.
   WARNING: FOR IN VITRO DIAGNOSTIC USE ONLY. DO NOT INGEST.
   Preparation for Use: Dissolve the dry stain (entire contents of vial) in 1 L of the Fixative/Destain Solution made in the "Materials needed but not provided" section. Mix thoroughly for 30 minutes.
   Storage and Stability: The dry stain should be stored at 15 to 30°C and is stable until the expiration date indicated on the package. The diluted stain is stable one year stored at 15 to 30°C.
   Signs of Deterioration: The diluted stain should be a homogeneous mixture free of precipitate. Discard if precipitate forms.

INSTRUMENTS
Any high quality scanning densitometer with visible transmittance capability may be used to scan the gels. Recommended is the Helena EDC® (Cat. No. 1376), the CliniScan™ 2 (Cat. No. 1260) or the CliniScan 3 (Cat. No. 1680). Refer to the Operator's Manual for detailed instructions.

SPECIMEN COLLECTION AND HANDLING
Specimen: The specimen may be serum, plasma, urine or cerebrospinal fluid. Use of plasma will cause a fibrinogen band to appear as a distinct narrow band between the beta and gamma fractions.
Interfering Factors:
1. Hemolysis may cause false elevation in the alpha$_2$ and beta fractions.

2. Inaccurate results may be obtained on specimens left uncovered, due to evaporation.

Storage and Stability: Fresh serum or plasma is the specimen of choice. If storage is necessary, samples may be stored covered at 15 to 30°C for 4 days or 2 to 6°C for 2 weeks, or -20°C for 6 months.[7] Cerebrospinal fluid and urine specimens may be used after proper concentration (10-50X) with a concentrator.

PROCEDURE

Materials provided: The following materials needed for the procedure are contained in the TITAN GEL Serum Protein Kit (Cat. No. 3041). Individual items are not available.

- TITAN GEL Serum Protein Gels (10)
- TITAN GEL Serum Protein Buffer (1 pkg)
- Amido Black Protein Stain (1 vial)
- TITAN GEL Blotter A (20)
- TITAN GEL SPE Templates (10)

Materials provided by Helena Laboratories but not contained in the kit:

ITEM	CAT. NO.
Dialamatic Microdispenser and Tubes	6210
SPE Control	5136
TITAN GEL Chamber	4063
I.O.D. (Incubator, Oven, Dryer)	5116
Titan Plus Power Supply	1504
TITAN GEL Multi-Staining Set	1558
Titan Blotter Pads	5037

Materials needed but not provided:
- Glacial Acetic Acid
- Methanol
- Fixative/Destain Solution: Mix 1 L methanol, 1 L deionized water and 200 mL glacial acetic acid. Mix well. Use 1 L of this solution to prepare the stain solution and the remainder for destaining the gels.

SUMMARY OF CONDITIONS

Gel	TITAN GEL Serum Protein Gel
Buffer Dilution	1500 mL
Sample Dilution	1 part sample + 3 parts buffer
Sample Volume	3 μL
Serum Absorption Time	4 minutes
Electrophoresis Time	15 minutes
Voltage	120 V
Drying Time	5 minutes
Staining Time	10 minutes
Destaining Time	2 x 1 minute
Drying time (after destaining)	5 minutes
Scanning Wavelength	595 nm

Recommended EWC Parameters:

Buffer volume; mL per chamber section	20 mL
Electrophoresis Voltage	85 V
Electrophoresis Time	20 minutes
Staining Time	10 minutes
Incubation Time/Temp	N/A
Drying Time	15 minutes
Drying Temperature	55°C

STEP-BY-STEP METHOD

A. Preparation of the TITAN GEL CHAMBER

1. Dissolve one bag of TITAN GEL Serum Protein Buffer in 1500 mL of deionized water.
2. Pour approximately 25 mL of diluted buffer into each inner section of the chamber.
3. Cover the chamber until ready to use.

B. Sample Application

1. Dilute each patient sample and control 1:4 (1 part sample + 3 parts buffer) with TITAN GEL Serum Protein Buffer.
2. Remove the TITAN GEL Serum Protein Gel from the protective packaging. One edge of the agarose gel has been numbered for easy sample placement and identification.
3. Using Blotter A, gently blot the application area of the gel using a slight fingertip pressure on the blotter.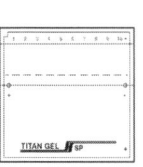
4. Carefully place the TITAN GEL SPE Template on the gel, aligning the application slits with the zero signs (0) on the sides of the gel and trying to avoid trapping any air bubbles under the template. Place a Blotter A over the template and remove any bubbles in the slit area with slight fingertip pressure. Retain the blotter for use in Step 7.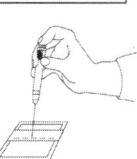
5. Place 3.0 μL of each sample onto the template slits, spreading the sample completely over the entire slit. Apply the samples as quickly as possible.
6. Wait 4 minutes after the last sample has been applied to allow the samples to diffuse into the agarose.
7. Gently blot the template with the Blotter A retained in Step 4 and then carefully remove the blotter.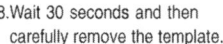
8. Wait 30 seconds and then carefully remove the template.

C. Electrophoresis of the Sample Gel

1. Quickly place the gel into the inner section of the chamber, agarose side down, by gently squeezing the gel into place. Position the gel so that the edges of the agarose are in the buffer and the application

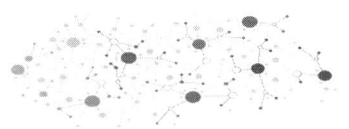

point is on the cathodic (-) side. Two gels may be electrophoresed at one time.
2. Place the cover on the chamber and insure that the cover does not touch the gel. Electrophorese the gel(s) at 120 volts for 15 minutes.

D. Visualization of the Protein Bands
1. At the end of the electrophoresis period, remove the gel from the chamber and place it in methanol for 5 minutes.
2. Remove the gel from the methanol and lay it on a blotter. Then place it into an I.O.D., or other laboratory drying oven with forced air at 60-70°C for 5 minutes or until dry. The gel may be dried at a lower temperature but additional time will be required. The gel will not destain properly if it is not completely dry.
3. Fill one container of the Staining Set with prepared stain. Fill another container with Fixative/Destain Solution.
4. Remove the gel from the oven and place it in the Staining Rack. Immerse the rack into the stain for 10 minutes.
5. Remove the rack from the stain and allow it to drain on a blotter. Destain the gel by rinsing it in two (2) consecutive washes of destain solution. Allow the gel to remain in each wash for 1 minute. The gel background should be completely clear. If the gel background is not completely clear, a final water wash should be used to remove trace amounts of stain. Place the gel in tap water for 1 minute after destaining it. Wipe the back of the gel with laboratory tissue dampened with methanol to remove any remaining stain.
6. Dry the destained gel by placing it on a blotter and into an I.O.D., or other drying oven at 60-70°C until dry.

E. Evaluation of the Protein Band
Scan the dried TITAN GEL Serum Protein Gel at 595 nm.

Stability of End Product
The completed, dried TITAN GEL Serumm Protein Gel is stable for a indefinite period of time.

Quality Control
SPE Control (Cat. No. 5136) may be used to verify all phases of the procedure and should be used on each gel run. Refer to the package insert provided with the control for assay values.

RESULTS
Figure 1 illustrates the electrophoretic mobilities of the albumin, alpha$_1$, alpha$_2$, beta and gamma protein bands on TITAN GEL Serum Protein Gel. The fastest moving band, and normally the most prominent, is the albumin band found closest to the anodic edge of the gel. The faint band next to this is alpha$_1$, globulin, followed by alpha$_2$ globulin, beta and gamma globulins.
Figure 2 illustrates a typical densitometric tracing produced with the Helena EDC. The protein bands are labeled as they appear in a normal protein pattern.

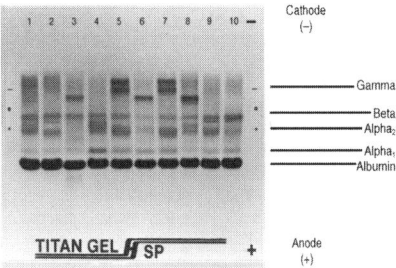

Figure 1: TITAN GEL Serum Protein Gel illustrating the electrophoretic mobilities of albumin and alpha$_1$, alpha$_2$, beta and gamma globulins.

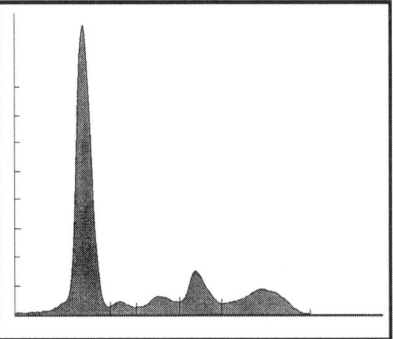

Figure 2: Densitometric tracing of serum protein electrophoresis pattern.

Calculation of the Unknown:
The Helena EDC Densitometer and other Helena densitometers with computer accessories will automatically print the relative percent and the absolute values for each band. Refer to the Operator's Manual provided with the densitometer.

REFERENCE VALUES
The reference values for serum protein electrophoresis on the TITAN GEL Serum Protein System are presented. These values are presented as a guideline. Each laboratory should establish its own normal range study.

Protein Fraction	% of Total Protein
Albumin	52.3 - 66.0
Alpha$_1$	3.3 - 7.0
Alpha$_2$	6.3 - 11.7
Beta	7.8 - 14.3
Gamma	11.1 - 20.4

Variations of Expected Values[4]
Studies show that values are the same for both males and nonpregnant females. Some differences are seen in pregnant females at term and in women on oral contraceptives. Age has some effect on normal levels. Cord blood has decreased total protein, albumin, alpha$_2$ and beta fractions; slightly increased alpha$_1$ and normal or increased gamma fractions (largely of maternal origin). The gamma globulins drop rapidly until about three

months of age, while the other fractions have reached adult levels by this time. Adult levels of the gamma globulins are not reached until 10-16 years of age. The albumin decreases and beta globulin increases after the age of 40.

Further Testing Required

The serum protein electropherogram or densitometric tracing should be evaluated for abnormalities. If abnormalities are observed, appropriate follow-up studies should be initiated. These may include immunoelectrophoresis, immunofixation, quantitation of immunoglobulins, bone marrow examination and other appropriate tests.

INTERPRETATION OF RESULTS[5,6]

Results on normal individuals will cover age and sex-related variations and day-to-day biologic variations. Disease states in which abnormal patterns are observed include inflammatory response, rheumatic disease, liver diseases, protein-loss disorders, monoclonal gammopathies, pregnancy and genetic deficiencies.

LIMITATIONS

Since all electrophoretic procedures are nonlinear, it is critical to use the recommended volume of undiluted serum to obtain optimal resolution and reproducible results. Noncompliance with the recommended procedure may affect the results.

SPECIFIC PERFORMANCE CHARACTERISTICS

Precision: Within-Run and Run-to-Run precision studies yielded CV's of less than 10%.

Sensitivity: The sensitivity of the system, using the Amido Black Protein Stain, is 10 μg/dL.

Comparison: A comparison study of this method to the cellulose acetate method, using a range of 4.48 g/dL - 11.85 g/dL, was excellent yielding a linear regression equation of $Y = 0.996X + 0.072$ (where X is the TITAN GEL method and Y is the cellulose acetate method) and a correlation coefficient of 0.998.

BIBLIOGRAPHY

1. Alper, C.A., Plasma Protein Measurements as a Diagnostic Aid, N Eng J Med, 291:287, 1974.
2. Tiselius, A., A New Approach for Electrophoretic Analysis of Colloidal Mixtures, Trans Faraday Soc, 33:524, 1937.
3. Ritzmann, S.E. and Daniels, J.C., Diagnostic Proteinology: Separation and Characterization of Proteins. Qualitative and Quantitative Assays, in Laboratory Medicine, Harper and Row, Inc., Hagerstown, 1979.
4. Ritzmann, S.E. and Daniels, J.C., Serum Protein Abnormalities: Diagnostic and Clinical Aspects, Allen Less Co., 1982.
5. Killingsworth, L.M. et al., Protein Analysis, Diag Med, 3-15, Jan/Feb, 1980.
6. Killingsworth, L.M., Plasma Protein Patterns in Health and Disease, CRC Crit Rev in Clin Lab Sci, August, 1979.
7. Tietz, N.W., ed., Textbook of Clinical Chemistry, 3rd ed., W.B. Saunders Co., Philadelphia, pg 524, 1995.

TITAN GEL SERUM PROTEIN KIT Cat. No. 3041

TITAN GEL Serum Protein Gels (10)
TITAN GEL Serum Protein Buffer (1 pkg.)
Amido Black Protein Stain (1 vial)
TITAN GEL Blotter A (20)
TITAN GEL SPE Templates (10)

Other Supplies and Equipment

The following items, needed for performance of the TITAN GEL Serum Protein Procedure, must be ordered individually.

	Cat. No.
Dialamatic Microdispenser and Tubes	6210
TITAN GEL Chamber	4063
I.O.D. (Incubation and Drying Oven)	5116
TITAN GEL Multi-Staining Set	1558
SPE Control (1 x 2 mL)	5136
Titan Plus Power Supply	1504
Titan Blotter Pads	5037

For Sales, Technical and Order Information and Service Assistance, call 800-231-5663 toll free.

Helena Laboratories warrants its products to meet our published specifications and to be free from defects in materials and workmanship. Helena's liability under this contract or otherwise shall be limited to replacement or refund of any amount not to exceed the purchase price attributable to the goods as to which such claim is made. These alternatives shall be buyer's exclusive remedies.
In no case will Helena Laboratories be liable for consequential damages even if Helena has been advised as to the possibility of such damages.
The foregoing warranties are in lieu of all warranties expressed or implied including, but not limited to, the implied warranties of merchantability and fitness for a particular purpose.

Shaded areas indicates that text has been modified, added or deleted.

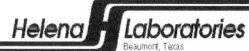

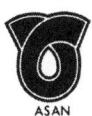

혈청중 총콜레스테롤 성분 정량 검사용

아산셋트 총콜레스테롤 측정용 시액
(AM 202-K)

효소법 (5분법)

■ 측정법의 원리

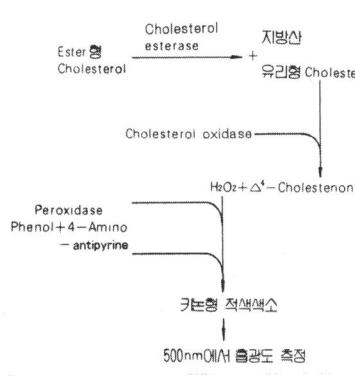

■ 특 징
(1) 5분으로 반응이 종료 됩니다.
(2) 검량선은 1,000mg/dℓ 이상 원점을 지니는 직선이 됩니다.
(3) 조제후의 효소시액은 냉암소(2~10℃) 보존으로 1개월간 사용할 수 있습니다.
(4) 혼탁 혈청의 영향이 거의 없습니다.
(5) 자동분석 장치에 의한 End point법의 적용이 가능합니다.

■ 성분분량 및 포장단위
150회용
(1) 효소시액 (AM 202-1) ············· 120mℓ용 ×4
  콜레스테롤에스테리제 20.5KU/ℓ
  콜레스테롤옥시다제 10.7KU/ℓ
  수산화나트륨 1.81 g/ℓ
(2) 완충액 (AM 202-2) ··············· 120mℓ ×4
  인산일칼륨 13.6 g/ℓ 페놀 1.88 g/ℓ
(3) 표준액 (AM 202-3) ·············· 10mℓ ×1
  콜레스테롤 300mg/dℓ

■ 용법 및 용량
1) 시약의 조제법
측정을 시작하기 전에 다음의 시약을 조제 하여 주십시오.
(1) 효소시액
효소시약 1병을 완충액 1병(120mℓ)으로 용해한 후 라벨에 복원한 일자를 표기합니다.
- 조제한 효소시액은 냉암소(2~10℃) 보존으로 최소한 1개월간 사용할 수 있습니다.

2) 측정 조작법

	검 체	표 준	시약블랭크
혈 청	0.02mℓ		
표 준 액		0.02mℓ	
증 류 수			0.02mℓ
효 소 시 액	3.0 mℓ	3.0 mℓ	3.0 mℓ
잘 혼합하여 37℃에서 5분간 방치			
60분 이내에 시약블랭크를 대조로 파장 500nm에서 흡광도를 측정.			

* 시약블랭크의 증류수 0.02mℓ는 넣지 않아도 결과에 영향은 없습니다.

- 측정법 도해

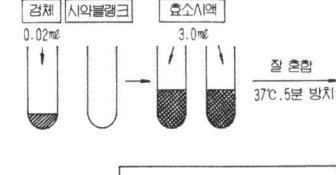

→ 시약블랭크를 대조로, 60분 이내에 파장 500nm에서 흡광도를 측정.

- 계산법

총 콜레스테롤량 (mg/dℓ) = $\frac{검체의\ 흡광도}{표준의\ 흡광도}$ × 300

(표준액의 콜레스테롤량 = 300mg/dℓ)

아산제약주식회사

— 검량선의 작성

그래프 용지의 횡축에 농도(mg/dℓ)와 종축에 흡광도와의 대응점을 잡아서 검량선을 작성합니다.

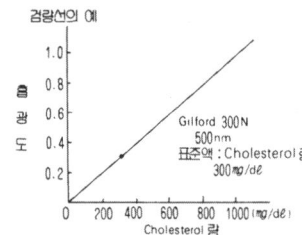

검량선의 예
Gilford 300N
500nm
표준액 : Cholesterol 량
300mg/dℓ

■ 사용상의 주의사항
(1) 반응시간은 5분이상 40분이내라면 지장 없습니다.
(2) 본 시약은 효소제제를 함유하고 있으므로 냉암소(2~10℃)보존을 엄수하여 주십시오.
(3) 2파장 측정일 때는 505nm, 570nm를 사용하여 주십시오.
(4) 정도 관리를 위하여 월 1회 검량선을 재작성해 주십시오.
(5) 임상검사용외 사용을 금하여 주십시오.

■ 정상치
130~250 mg/dℓ

■ 임상학적 의의
1. 高 Cholesterol 血症
 A) 內因性高 Cholesterol 血症
  Ⅰ) 原発性高 Cholesterol 血症
   (1) 家族性高 Cholesterol 血症
   (2) 散発性高 Cholesterol 血症
  Ⅱ) 続発性高 Cholesterol 血症
   (1) 內分泌疾患
    糖尿病
    甲状腺機能低下症
    肥満症
    妊 娠
    ACTH, Cortisone, Testosterone 등의 長期 投与
    Stress
    経口避妊薬服用
    神経性食思不振症
   (2) 糖・脂質代謝異常
    von Gierke 病
    Weber-Christian 病
    LCAT 欠損症
    Letterer-Siwe 症候群의 一部
   (3) 腎疾患
    네프로제 症候群
   (4) 肝・胆道疾患
    閉塞性黄疸
    肝 癌
    急性 alcohol 性脂肪肝
    (Zieve 症候群)
   (5) 血液疾患
    多発性骨髄腫의 一部
   (6) 小・脈管系疾患
    粥状硬化性疾患-冠硬化性疾患
    脳動脈硬化性疾患-脳血栓症
 B) 外因性高 Cholesterol 血症
   脂肪食過剰摂取
2. 低 Cholesterol 血症
 Ⅰ) 家族性低 Cholesterol 血症(一次性)
  (1) α-Lipoprotein 欠損症
  (2) 無 β-Lipoprotein 血症
  (3) 低 β-Lipoprotein 血症
 Ⅱ) 続発性低 Cholesterol 血症(二次性)
  (1) 悪液質
  (2) 甲状腺様機能亢進症
  (3) 에디슨 症
  (4) 肝細胞障害
  (5) 消化不良症候群
  (6) 貧 血
  (7) 経静脈高 칼로리 輸液(IVH)

■ 저장방법 및 유효기간
냉암소보존(2~10℃), 제조후 1년

■ 포장단위
100회용, 150회용, 600회용

■ 교 환
본 의약품은 엄격한 품질관리를 필한 제품입니다. 만약 구입시 유효기간 또는 사용 기간이 경과 되었거나 변질, 변패 또는 오손된 제품등은 교환하여 드립니다.
연락처 : 시약사업부 (02)3290-5700

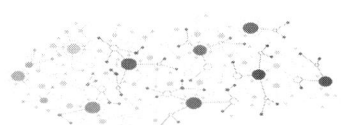

원료공급원 日水製藥(株) 日本・東京
제조발매원 아산제약(주)
본사 : 경기도 화성군 동탄면 영천리 73
서울사무소 : (02)3290-5700

부록 | 153

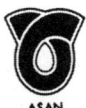

혈청중 에취디엘 콜레스테롤 성분정량검사용
아산셋트 에취디엘 콜레스타제
(AM 203-K)   효소법(5분법)

■ 측정법의 원리
분리시액중 인텅스텐산과 마그네슘 양이온의 작용으로 lipoprotein중 특히 apo-lipoprotein B를 가지고있는 LDL (Low Density Lipoprotein)및 VLDL (Very Low Density Lipoprotein)을 침전시킨후 상청에 남은 HDL (High-Density Lipoprotein)중의 Cholesterol을 다음과 같이 정량합니다.

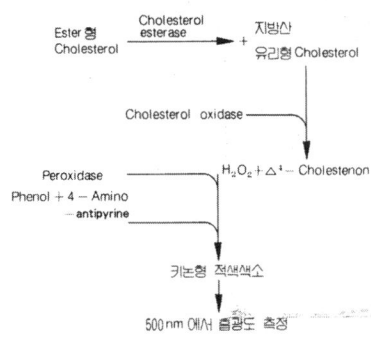

■ 특 징
(1) 분리조작은 실온에서 행합니다.
(2) 분리가 명확하여 상청액의 취득이 용이합니다.
(3) 고 중성지방 혈청도 분리가 가능합니다.
(4) 발색반응은 1단계의 효소법으로 간단합니다.
(5) 5분으로 반응이 종료됩니다.
(6) 조제한 효소시액은 냉암소 (2~10℃) 보존으로 1개월간 사용할 수 있습니다.

■ 성분분량 및 포장단위   100회용
(1) 분리시액 (AM 203-1) ············· 20㎖ × 1
  인텅스텐산나트륨 5 g/ℓ
  염화마그네슘 10 g/ℓ
(2) 효소시약(AM203-2) ············· 150㎖용 × 2
  콜레스테롤에스테라제(별규) 20.5KU/ℓ
  콜레스테롤옥시다제(별규) 10.7KU/ℓ·
  수산화나트륨 1.81 g/ℓ
(3) 완충액 (AM203-3) ············· 150㎖ × 2
  인산이수소칼륨 13.6 g/ℓ, 페놀 1.88 g/ℓ
(4) 표준액 (AM203-4) ············· 5 ㎖ × 1
  콜레스테롤 50㎎/dℓ

■ 용법 및 용량
1) 시약의 조제법
  측정을 시작하기 전에 다음의 시약을 조제하여 주십시요.
 (1) 효소시액
  효소시약 1병을 완충액 1병 (150㎖)으로 용해한 후 리벨에 복원한 일자를 표기합니다.
  - 조제한 효소시액은 냉암소 (2~10℃) 보존으로 최소한 1개월간 사용 할 수 있습니다.

2) 측정 조작법

	검 체	표 준	시약블랭크
혈 청	0.2㎖		
분리시액	0.2㎖		
잘 혼합하여 10분간 실온에 방치후 3,000 rpm에서 10분간 원심분리			
상 청	0.1㎖		
표 준 액		0.1㎖	
증 류 수			0.1㎖ *
효소시액	3.0㎖	3.0㎖	3.0㎖
잘 혼합하여 37℃에서 5분간 방치			
60분 이내에 시약블랭크를 대조로 하여 파장 500nm에서 흡광도를 측정			

*시약 블랭크는 필히 매회 실시하십시요.
*증류수는 생략해도 결과에 영향은 없습니다.
- 측정법 도해

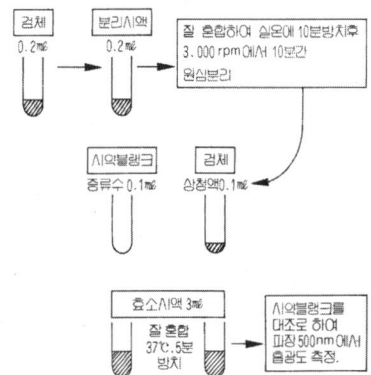

아산제약주식회사

- 계산법

표준액(콜레스테롤 50mg/dℓ)은 검체가 분리시액에 의해 2배희석 되었기 때문에, HDL-콜레스테롤 100mg/dℓ 상당의 농도로 계산한다.

$$HDL - 콜레스테롤량\,(mg/dℓ) = \frac{검체의\ 흡광도\ *}{표준액의\ 흡광도\ *} \times 50 \times 2$$

* 시약블랭크의 흡광도를 대조로 한 흡광도

- 검량선의 작성
(1) 그래프 용지의 횡축에 농도(mg/dℓ)와 종축에 흡광도와의 대응점을 잡아서 검량선을 작성합니다.
(2) 표준액의 흡광도를 HDL-콜레스테롤상당량 100mg/dℓ에 맞추고 이점과 원점을 연결한 선을 200mg/dℓ까지 연장하여 검량선으로 합니다.

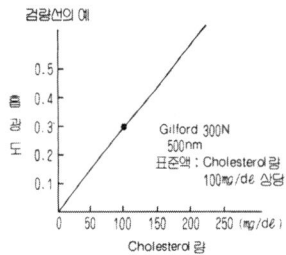

■ 사용상의 주의사항
(1) 채혈은 조기공복시(식사후 12~14시간)에 행하여 주십시오.
(2) 헤파린 및 옥살산염은 혈액응고저지제로서 통상의 사용량에서는 측정치에 영향이 없으나 EDTA는 부(-)오차를 가져오고 구연산염 및 NaF에서는 분리가 불완전한 경우가 있으므로 사용하지 말아주십시오.
(3) 헤모글로빈함량 250mg/dℓ에서 콜레스테롤치로서 2.4mg/dℓ의 정오차를 가져오므로 용혈은 측정에 거의 영향이 없습니다.
(4) 고농도의 빌리루빈을 함유한 검체는 약간의 부오차를 가져옵니다.
(5) 분리가 불안전한 검체는 혈청을 생리식염수로 2배 희석하여 측정하고 계산식을 2배하여 혈청치로 합니다.

(6) 검체를 보존하는 경우 2~10℃에서 7일간, 동결보존으로 2개월간 안정합니다.
(7) 본 시약은 효소제제를 함유하고 있으므로 냉암소보존(2~10℃)을 엄수하여 주십시오.
(8) 용해한 효소시약은 본시약의 차광용기(완충액의 용기)에 냉암소(2~10℃)보존을 엄수하여 주십시오.
(9) 2파장 측정시는 505nm/570nm를 사용하여 주십시오.
(10) 임상검사외 사용을 금지하여 주십시오.

■ 정상치
남자 30~65mg/dℓ
여자 35~80mg/dℓ

■ 임상학적 의의
- 증가하는 이유
(1) 체구가 마른 상태
(2) estrogen, nicotinic acid, alcohol, heparin 투여시
(3) familial hyperalphalipoproteinemia
- 감소하는 경우
(1) 비대한 사람
(2) androgen 투여시
(3) hypertriglyceridemia
(4) 과탄수화물 식이
(5) diabetes
(6) analphalipoproteinemia

- HDL-콜레스테롤은 그 혈중농도를 높일수만 있다면 관상동맥경화증을 비롯한 각종 동맥경화증을 예방할 수 있는 인자로 여겨지고 있습니다.
그 반대로 혈중농도가 떨어지면 이런 질환의 위험신호로 여겨지며 흡연, 고혈압, 비만, 긴장등이 그 감소요인이 된다고 생각되어지고 있습니다.

■ 저장방법 및 유효기간
냉암소보존(2~10℃), 제조후 1년

■ 포장단위
75회용, 100회용, 150회용, 300회용

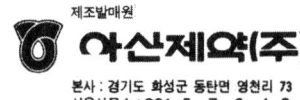

본사: 경기도 화성군 동탄면 영천리 73
서울사무소: 924-5 7 3 4~8

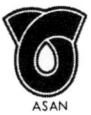

아산셋트 중성지방 측정용 시액
Cleantech TG-S
(AM 157S-K) 효소법

■ 측정법의 원리

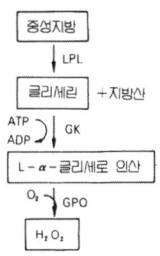

$H_2O_2 + 4$-아미노안티피린 $+ ESPT \xrightarrow{POD}$ 키노이드색소

550 nm에서 측정

■ 특 징
(1) 1Step, 종반응법(End point)입니다.
(2) 반응은 적어도 10분이면 완료됩니다.
(3) 1,500 mg/dℓ까지 직선성이 있습니다.
(4) Ascorbic acid의 영향을 제거하고 있습니다.
(5) 수용성 색소를 사용하므로써, 염착성이 없으며 기구, 튜브등을 오염시키지 않습니다.
(6) 글리세린 표준액을 사용하고 있어, 정확한 글리세린치로부터 트리올레인량을 환산합니다.
(7) 혼탁혈청의 영향을 받지 않습니다.
(9) 자동분석기에도 적용이 가능합니다.

■ 성분분량 및 포장단위   110회용
(1) 효소시약(AM 157S-1)‥‥‥‥ 72㎖용 × 5
   리포푸로테인리파제(별규) 10800U/병
   글리세롤키나제(별규) 5.4U/병
   펄옥시다제(별규) 135000U/병
   L-α-글리세로 인산옥시다제(별규) 160U/병
(2) 효소시약 용해액(AM 157S-2)‥‥‥ 72㎖ × 5
   N,N-비스(2-하이드록시에틸)-2-아미노메탄설폰산 완충액(별규) 0.427 g/dℓ
(3) 표준액(300mg/dℓ상당)(AM157S-3)‥ 5 ㎖ × 1
   글리세린(약전) 0.0313 g/dℓ

■ 용법 및 용량
1. 시액의 조제법
   효소시약 1 Vial을 효소시약 용해액 1병으로 용해하여 효소용액으로 합니다.
   (조제한 효소용액은 냉장고에 보존하면 2주간, 실온에서는 48시간동안 사용할 수 있습니다)

※주 : 효소시약 개봉시에는 내용물이 분산되지 않도록 주의하여 주십시요.

2. 측정조작법

	검 체	표 준	시약블랭크
혈 청	0.02㎖		
표 준 액		0.02㎖	
증 류 수			0.02㎖
효 소 용 액	3.0㎖	3.0㎖	3.0㎖

잘 혼합하여, 37℃에서 10분간 방치
60분이내에 시약블랭크를 대조로 550nm에서 흡광도를 측정

※시약블랭크의 증류수 0.02㎖는 넣지 않아도 결과에 영향은 없습니다.

- 측정법의 도해

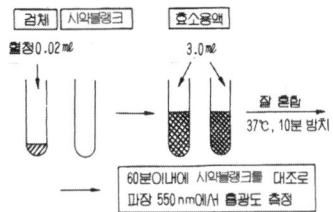

- 계산법

중성지방량(mg/dℓ) = $\dfrac{검체의\ 흡광도}{표준의\ 흡광도} \times 300$

(표준액의 중성지방량 = 300mg/dℓ)

- 검량선의 작성
   그래프 용지의 횡축에 농도(mg/dℓ)와 종축에 흡광도와의 대응점을 잡아서 검량선을 작성합니다.

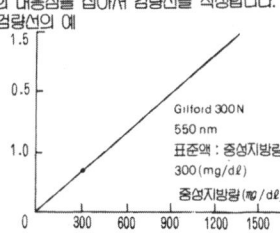

아산제약주식회사

■ 정상치
남 : 50~155 (mg/dℓ)
여 : 40~115 (mg/dℓ)

■ 임상학적 의의
(1) 고치를 표시하는 경우
 • 가족성 고 Lipoprotein혈증
 • 기아, 육식, 고칼로리 식 등
 • 당뇨병
 • 비만증, 동맥경화증, 뇌혈전증등
 • 점액수종, Cushing증후군, 하수체기능저하증, 임신등.
 • 급성 알콜지방간, 폐색성 황달등
 • 급성・만성간염
 • 네프로제 증후군, 뇨독증
 • 고도의 빈혈, 다발성 골수종 등
 • 각종 호르몬제, 알콜, 경구피임약 등의 투여
(2) 저치를 표시하는 경우
 • β-Lipoprotein결핍증
 • 바세도우병, 에디슨병등
 • 중증 간실질장해, 간경변증, 급성 황색 간 위축증, 급성 중독성 지방간
 • 흡수부전증
 • 심부전
 • 헤파린, 덱스트란 황산의 투여
 • 악액질
 • 암의 말기

■ 다른 Method와의 상관
(1) Cleantech TG와의 상관

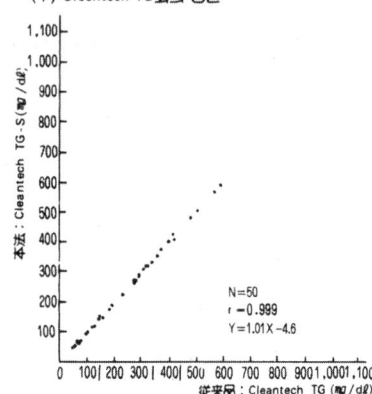

(2) UV법(GK・PK・LDH)와의 상관

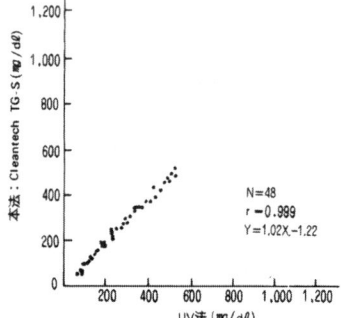

■ 저장방법 및 유효기간
냉암소보존(2~10℃), 제조후 1년

■ 포장단위
110회용

■ 교 환
　본 의약품은 엄격한 품질관리를 필한 제품입니다. 만약 구입시 유효기간 또는 사용 기간이 경과 되었거나 변질, 변패 또는 오손된 제품등은 교환하여 드립니다.
연락처 : 시약사업부 02-924-5734~8

원료공급원
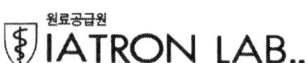
IATRON LAB.,
TOKYO・JAPAN

제조발매원
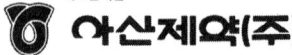
아산제약(주)
본사 : 경기도 화성군 동탄면 영천리 73
서울사무소 : 924-5 7 3 4~8

아산셋트 아밀라제 측정용시액
AMY-S
(AM 501S-K) Caraway 변법

■측정법의 원리

용성전분을 함유한 기질완충액에 혈청, 뇨등을 가하여 일정시간 반응시키면 검체중의 아밀라제에 의해 전분이 분해된다.
일정량의 최초 전분량(시약블랭크)과 잔존전분량(요오드액)의 차로부터 분해된 전분량을 구하여 이것으로부터 아밀라제의 활성도를 구한다.

■특 징

1) 측정조작이 간단하다.
2) 뇨중 아밀라제 활성의 측정도 가능하다.
3) 매우 소량의 검체로도 감도가 양호한 측정이 가능하다.

■포장내용
50 회용

1. 기질완충액 (AM 501S-1) ············· 55㎖×1
   주성분 전분 0.05g (100㎖중)

2. 정색시액 (AM 501S-2) ················ 55㎖×1
   주성분 요오드화칼륨 0.450g (100㎖중)

■측정조작법

	검 체 용	시약블랭크용
기질완충액 (㎖)	1.0	1.0
37℃ 3분간 예가온		
시 료 (㎖)	검체 0.02	※증류수 0.02
37℃에서 정확히 7분 30초간 반응		
정색시액 (㎖)	1.0	1.0
증 류 수 (㎖)	5.0	5.0

잘 혼합한 후 1시간 이내에 증류수를 대조로 660 nm에서 검체 및 시약블랭크의 흡광도를 측정한다.
※시약블랭크용의 증류수 0.02㎖는 생략해도 좋음

■결 과

1) 혈청일 경우

아밀라제 단위(Amylase Unit/dℓ)=
$$\frac{\text{시약블랭크 O.D.}-\text{검체 O.D.}}{\text{시약블랭크 O.D.}} \times 800$$

※아밀라제 단위 : 검체 100㎖가 37℃에서 30분간 전분 10㎎을 가수분해하는 활성을 1 단위로 한다.

※본법에서는 전분함량 0.04g/dℓ의 기질완충액 1.0㎖를 사용하므로 시험광당 Starch함량은 0.4㎎이며 가수분해된 Starch량은

$$0.4㎎ \times \frac{\text{시약블랭크 O.D.}-\text{검체 O.D.}}{\text{시약블랭크 O.D.}}$$

가 된다.

또한, 검체량은 0.02㎖, 반응시간은 7.5분이므로 검체 100㎖, 반응시간 30분에 해당하는 단위로 환산하면

$$\frac{0.4(㎎)}{10(㎎)} \times \frac{30(분)}{7.5(분)} \times \frac{100㎖}{0.02㎖} = 800 이 된다.$$

2) 뇨 일경우

아밀라제단위/1시간(Amylase Unit/hour)=
$$\frac{\text{시약블랭크 O.D.}-\text{검체 O.D.}}{\text{시약블랭크 O.D.}} \times 800$$

$$\times \frac{2시간뇨량(㎖)}{100 \times 2}$$

뇨중 아밀라제 단위는 1시간에 배설되는 전체 뇨중에 함유한 아밀라제활성도로 표시한다.

3) 기타 담즙, 췌장, 십이지장분비액등의 액체도 혈청과 동일한 방법으로 측정이 가능하다. 특히 십이지장분비액은 1000배 희석하여 측정해야 한다.

아산제약주식회사

■사용상 주의사항

1. 혈장은 검체로 사용하지 않는 것이 좋다.

2. 뇨, 췌장액 등 높은 아밀라제치가 예상되는 검체는 생리식염수로 10배, 25배, 100배등으로 적절히 희석한 후 검사한다.

3. 검체가 초미량(0.02㎖)이므로 마이크로피펫을 사용하여 정확히 넣는다.

4. 검사조작중 침이 혼합되지 않도록 극히 주의하여 설치한다.

5. 반응온도(37℃)와 반응시간(7분 30초)이 극히 정확해야 하며 약 간의 오차라도 결과에 크게 영향을 주게되므로 주의할 것.

■정 상 치

※정상인 참고치
 혈청 : 48~168 Somogyi Unit

  뇨 : 75~190 Somogyi Unit.
    상한 250 Somogyi Unit(저녁식사, 2시간 뇨에 대한 기준치)
    뇨중 24시간 배설량 2,500±1,250 Somogyi Unit(상한 5,000 Somogyi Unit)

■교 환

  본 의약품은 엄격한 품질관리를 필한 제품입니다. 만약 구입시 유효기간 또는 사용 기간이 경과 되었거나 변질, 변패 또는 오손된 제품등은 교환하여 드립니다.
연락처 : 시약사업부 (02) 3290-5700

■임상학적 의의

1) 증가하는 경우
   - 급성췌장염, 만성췌장염의 급성 재발
   - 췌장암, 난소종양, 폐암
   - 이하선염, 복막염, 장폐염
   - 위십이지장궤양
   - 천공
   - 신장질환
   - 약물중독
   - 자궁외임신
   - 거대 아밀라제 혈증

2) 감소하는 경우
   - 췌장암의 말기
   - 진행된 만성췌장염
   - 급성췌장염의 회복기

■보존방법 및 유효기간

  -냉암소(2~8℃)보존. 제조후 1년

제조발매원

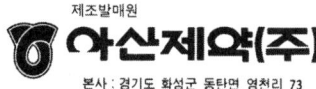

본사 : 경기도 화성군 동탄면 영천리 73
서울사무소 : 3290-5 7 0 0

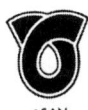

혈청 Transaminase 측정용 시약
GOT · GPT
(AM 101-K)   Reitman-Frankel법

■ 측정법의 원리

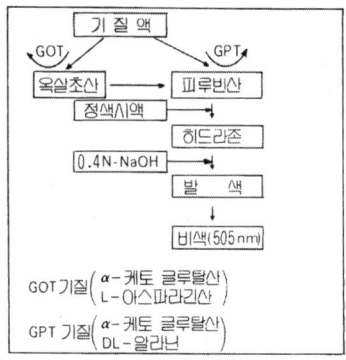

GOT 기질 (α-케토 글루탈산 / L-아스파라긴산)
GPT 기질 (α-케토 글루탈산 / DL-알라닌)

■ 특 징
(1) 국내에서 가장 널리 사용되고 있는 Reitman-Frankel법으로 조작이 간단하고 정확도가 높습니다.
(2) 순도가 높고, 안정성이 우수합니다.

■ 시약 내용   100 회용
(1) GOT측정용기질액(AM 101-1) ······ 105㎖ × 1
    L-아스파라긴산, α-케토글루탈산
(2) GPT측정용기질액(AM 101-2) ······ 105㎖ × 1
    DL-알라닌, α-케토글루탈산
(3) 정색시액(AM 101-3) ··················· 105㎖ × 2
    2,4-디니트로 페닐 히드라진
(4) 수산화나트륨용액(AM 101-4) ······ 105㎖ × 2
    4.0N NaOH 용액
(5) 표준곡선용 시액(AM 101-5) ········ 10㎖ × 1
    피루빈산 리튬

■ 시약의 조제법
*0.4N NaOH용액 조제법 : 수산화나트륨 용액(4.0N NaOH) 100㎖에 대하여 증류수를 900㎖의 비율로 혼합 희석 합니다.·(희석한 0.4N NaOH 용액은 실온보존으로 장기간 사용 가능 합니다.)

■ 표준곡선의 작성법

시 험 관	1	2	3	4	5
표준곡선용시액(㎖)	0	0.1	0.2	0.3	0.4
*기 질 액(㎖)	1.0	0.9	0.8	0.7	0.6
증 류 수(㎖)	0.2	0.2	0.2	0.2	0.2
정 색 시 액(㎖)	1.0	1.0	1.0	1.0	1.0
잘 혼합하여, 실온에 20분 방치					
0.4N NaOH용액(㎖)	10.0	10.0	10.0	10.0	10.0
실온에 10분 방치후, 60분 이내에 증류수를 대조로 파장 505nm(490~530nm)에서 흡광도 측정					
GOT 단위	Karmen/㎖	0	25	60	116	197
	IU/ℓ	0	12	29	56	94
GPT 단위	Karmen/㎖	0	27	58	98	150
	IU/ℓ	0	13	28	47	72

*GOT표준곡선 작성시는 GOT측정용 기질액, GPT표준곡선 작성시는 GPT측정용 기질액을 각각 사용하여 주십시오.

표준곡선의 예

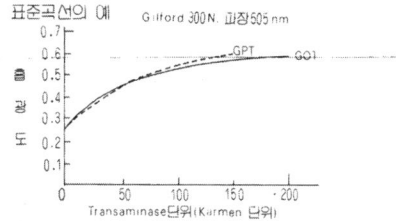

■ 측정 조작법

	검 체
기 질 액	1㎖
37℃에서 5분간 방치	
혈 청	0.2㎖
잘 혼합하여, 37℃에서 GOT는 60분, GPT는 30분간 방치	
정 색 시 액	1㎖
잘 혼합하여, 실온에서 20분간 방치	
0.4N NaOH 용 액	10㎖
잘 혼합하여, 실온에서 10분간 방치	
60분 이내에 505nm(490~530nm)에서, 증류수를 대조로 흡광도를 측정	

아산제약주식회사

― 측정법의 도해

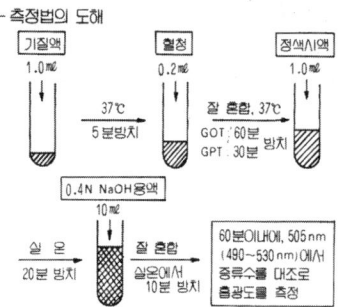

■ 다른 Method와의 상관
(1) GOT

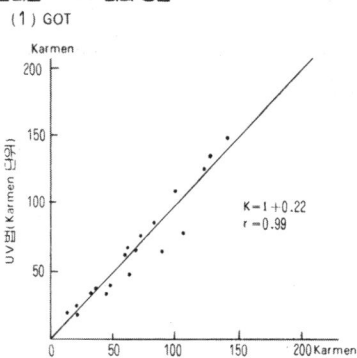

■ 측정상의 주의사항
(1) 0.4N NaOH 채취용 10㎖ 피펫은 5초이내에 분주할 수 있는 구멍이 큰 것을 사용하여 주십시오.
(2) 혈청의 채취시는 정확도가 높은 마이크로피펫을 사용하여 주십시오.
(3) 효소 반응의 온도 및 시간을 정확히 취하여 주십시오.
(4) 표준 곡선에서 벗어나는 높은 치를 나타내는 혈청에 대해서는 생리식염수로 정확히 희석하여 얻은 측정치에 희석배수를 곱하여 주십시오.

■ 정상치
GOT : 8~40 Karmen 단위
GPT : 5~30 Karmen 단위

■ 임상학적 의의
1. GOT에 이상치를 나타내는 질환
 ― 급성·만성간염, 간경변, 지방간
 ― 알콜성간염, 간종양, 담즙울체증
 ― 심근경색, 근질환, 용혈성 질환
2. GPT에 이상치를 나타내는 질환
 ― 급성·만성간염, 간경변, 지방간
 ― 알콜성간염, 간종양, 담즙울체증
 ― 심근경색, 근질환, 용혈성 질환

(2) GPT

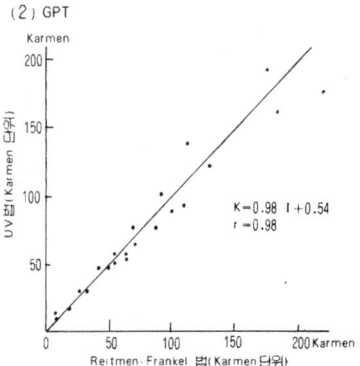

■ 저장방법 및 유효기간
냉암소보존(2 - 10℃), 제조후 1년 6개월

■ 포장 단위 100회용

■ 교 환
본 의약품은 엄격한 품질관리를 필한 제품입니다. 만약 구입시 유효기간 또는 사용 기간이 경과 되었거나 변질, 변패 또는 오손된 제품등은 교환하여 드립니다.
연락처 : 시약사업부 (02) 3290 - 5700

원료공급원
IATRON LAB.,
TOKYO·JAPAN

제조발매원
 아산제약(주)
본사 : 경기도 화성군 동탄면 영천리 73
서울사무소 : (02)3290-5700

아산 비·유·엔 엔자임 시액
BUN-E
(AM 165-K) Urease-Indophenol법

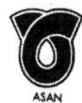

■ 소 개

요소는 단백질중의 질소의 최종 대사산물로서, 주로 간장에서 합성되는 중요한 물질입니다. 食餌性蛋白, 組織蛋白은 아미노산으로 분해되어 간장에 운반되고, 아미노산 유래의 2개의 질소(NH_3, NH_2)는 요소회로를 경유하여 1분자의 요소($NH_2)_2CO$가 합성됩니다. 암모니아는 특히 중추신경에 대하여 매우 유독한 물질이지만 암모니아로부터 합성된 요소는 거의 독성이 없고 이러한 형태로 혈중에 운반되어 신장으로부터 뇨중에 배설됩니다. 임상화학에서는 일반적으로 다른 질소성분과 비교하는 의미에서 요소를 요소질소량(UN)으로 나타냅니다.

임상적으로 가장 중요한 것은 腎機能不全과 尿路閉塞症이 원인이 되어 요소의 배설이 저하하고, 혈중에 停滯하여 일어나는 UN의 상승입니다. 신기능의 지표가 되는 絲球体濾過値(GFR)가 정상의 약50%로 저하할 때까지 UN은 정상치에 머물지만, 그 후 계속 상승하여 GFR이 25% 이하가 되면 급상승합니다.

이 점에서 UN은 초기의 신장해로부터 신기능저하가 진행된 경우에 유효한 검사라고 할 수 있습니다.

■ 특 징

- 반응을 37℃ 혹은 실온(20~30℃)어느쪽에서나 실시할 수 있습니다.
- 시약이 안정합니다.
- 조작이 간편합니다. (2 Step)
- 직선성은 150mg/dℓ 까지 있습니다.
- 뇨검체측정도 가능합니다.

■ 측정원리

검체중에 존재하는 요소는 우레아제에 의해 암모니아를 생성합니다. 생성된 암모니아를 차아염소산나트륨에 의해 Chloramine화한 후, Nitroprusside Natrium의 촉매작용으로 살리실산나트륨으로 반응시켜서, 청색 Indophenol 로 유도합니다. 이 정색을 비색측정함으로서 요소질소량을 구하는 방법입니다.

$$尿素 + 2H_2O \xrightarrow{urease} 2NH_3 + H_2CO_3$$
$$NH_3 + NaOCl \longrightarrow NH_2Cl + NaOH$$

$$NH_2Cl + 2 \underset{COONa}{\overset{OH}{\bigcirc}} \text{ 살리실산나트륨}$$

$$\xrightarrow{\text{Nitroprusside natrium}} \text{Indophenol} + HCl$$

■ 성분분량및 포장 단위

100회용
(1) 효소시약(AM 165-1) ············· 103mℓ용×2
   Urease (0.68u/mℓ)
(2) 효소시약용해액(AM 165-2) ······ 103mℓ×2
   NP (0.12%)
(3) 정색시약(AM 165-3) ············· 103mℓ×2
   NaOCl (0.06%)
(4) 표준액(AM 165-4) ················ 2mℓ×1
   요소(요소질소로서 30mg/dℓ)

■ 용법및용량

(1) 시약조제법
   효소시약 1병을 효소시약용해액 1병으로 용해하여 효소시약으로 합니다. 실온(20~30℃) 보존으로 1주간, 냉암소(2~10℃)에 보존하면 2개월간 사용가능합니다.

(2) 측정조작법

시험관	검체용	표준용	시약블랭크용
검 체	0.02mℓ	—	—
표 준 액	—	0.02mℓ	—
정 제 수	—	—	0.02mℓ
효소시약	2.0mℓ	2.0mℓ	2.0mℓ
잘 혼합한 후, 37℃에서 5(*15)분간 가온합니다.			
정색시약	2.0mℓ	2.0mℓ	2.0mℓ
잘 혼합한 후, 37℃에서 10(*15)분간 가온하여, 60분이내에 블랭크를 대조로 파장 580(*570)nm에서 흡광도를 측정합니다.			

*표시는 반응온도가 실온일 경우.
주 1) 2파장의 경우 主파장 546nm, 副파장 570nm를 사용하여 주십시오.
   2) 뇨검체의 경우는 검체를 정제수에 20배로 희석하여 사용하고, 반응온도는 실온(20~30℃)에서 행하여 주십시오.

아산제약주식회사

■ 요소질소량의 산출

요소질소량 (mg/dℓ)

$$= \frac{검체\ 흡광도}{표준액흡광도} \times 표준액표시치\ (30mg/dℓ)$$

그래프용지를 이용하여 종축을 흡광도, 횡축을 요소질소량(mg/dℓ)으로 하여, 표준액 표시치(30mg/dℓ)와 흡광도 반응점과 원점을 잇는 직선을 이용하여 측정흡광도로부터 간단하게 요소질소량을 구할수 있습니다. 이 직선은 150 mg/dℓ 까지 연장할 수 있습니다.

■ 조작상 유의사항

(1) 검 체
   혈청 : 조작법에 따르십시오.
   뇨 : 검체를 정제수로 20배 희석하여 사용하고, 반응온도는 실온(20~30℃)에서 행하여 주십시오.

(2) 방해물질
   • 헤모글로빈은 +오차를 유발합니다.
   • 불화나트륨은 -오차를 유발합니다.

■ 사용상 주의사항

1) 시약블랭크와 표준액은 반드시 검체와 동시에 측정하십시오.
2) 효소시약용해액과 용해한 효소시약은 光의 영향을 받기 쉬우므로 반드시 차광보존하십시오.
3) 정색반응은 온도에 따라 감도의 차이가 있으므로 반응온도는 동일하도록 유의하십시오.
4) 필요이상 37℃에서 방치하는 것은 피하십시오.
5) 표준액은 알부민용액이므로 정제수로 희석사용을 금하십시오.
6) 임상검사용 외 사용은 금하십시오.

■ 정상참고치

혈청 : 7.5~20.0 mg/dℓ
뇨 : 12.0~20 g/24 hr

■ 저장방법 및 유효기간

냉암소보존(2~10℃), 제조후 1년 6개월

■ 포장단위 ················· 100회용

참고 DATA

(1) 감 도
정제수를 시료로 하여 측정한 경우의 흡광도는 0.090이하로, 표준액 30mg/dℓ를 시료로 하여 측정한 경우의 흡광도(맹검대조)는 0.290~0.390의 범위내 입니다.

(2) 특 이 성
알고 있는 농도의 관리혈청을 측정할때, 그 농도의 100 ± 5 % 이내 입니다.

(3) 재 현 성
표준액 30mg/dℓ를 10회 동시 측정할때, 흡광도의 C.V.치는 2%이하 입니다.

표. 1. 同時再現性

日數	標準液 O.D.	血清 I mg/dℓ	血清 II mg/dℓ
1	0.340	16.9	65.2
2	0.338	17.0	65.0
3	0.341	16.6	64.8
4	0.341	16.7	65.2
5	0.343	16.9	64.6
6	0.338	17.0	65.1
7	0.334	16.7	64.8
8	0.335	17.1	64.6
9	0.336	17.0	65.3
10	0.339	16.8	64.7
$\bar{x}$	0.339	16.9	64.9
S.D.	0.0029	0.164	0.263
C.V.(%)	0.85	0.97	0.40

(4) 일차변동
혈청검체는 분주후 동결(-20℃) 보존하여, 사용시 용해하여 사용했습니다.

표. 2. 日差變動

日數	標準液 O.D.	血清 I mg/dℓ	血清 II mg/dℓ
1	0.336	14.7	48.6
2	0.344	14.6	47.5
3	0.342	14.5	48.4
4	0.339	14.6	48.4
5	0.336	14.9	48.8
6	0.341	14.3	47.6
7	0.344	14.7	48.1
8	0.334	14.8	48.8
9	0.335	14.5	48.0
10	0.333	14.4	47.9
$\bar{x}$	0.338	14.6	48.2
S.D.	0.0041	0.183	0.465
C.V.(%)	1.22	1.25	0.97

■ 교 환

본 의약품은 엄격한 품질관리를 필한 제품입니다. 만약 구입시 유효기간 또는 사용 기간이 경과 되었거나 변질, 변패 또는 오손된 제품등은 교환하여 드립니다.
연락처 : 시약사업부(02)3290-5700

원료공급원
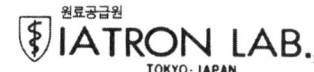
IATRON LAB.,
TOKYO·JAPAN

제조발매원

아산제약(주)
본사 : 경기도 화성군 동탄면 영천리 73
서울사무소 : (02)3290-5700

SAS-MX LIPOPROTEIN

INTENDED PURPOSE

The SAS-MX Lipoprotein Kit is intended for the separation and quantitation of lipoproteins in serum or plasma by agarose gel electophoresis.

Since Fredrickson and Lees proposed a system for phenotyping hyperlipoproteinaemia in 1965[1], the concept of coronary artery disease detection and prevention utilizing lipoprotein electrophoresis has become a relatively common test.

Epidemiological studies have related dietary intake of fats, especially cholesterol and blood levels of the lipids with the incidences of atherosclerosis, major manifestations of which are cardiovascular disease and stroke. Ischemic heart disease has also been related to hypercholesterolaemia[2,3]. The need for accurate determination of lipoprotein phenotypes resulted from the recognition that hyperlipoproteinaemia is symptomatic of a group of disorders dissimilar in clinical features, prognosis and responsiveness to treatment. Since treatments of the disorders vary with the different phenotypes, it is absolutely necessary that the correct phenotype be established before therapy is begun[4]. In the classification system proposed by Fredrickson and Lees, only types II,III and IV have a proven relationship to atherosclerosis. Plasma lipids do not circulate freely in the plasma, but are transported bound to protein and can thus be classified as lipoproteins. The various fractions are made of different combinations of protein, cholesterol, glycerides, cholesterol esters, phosphatides and free fatty acids[5]. Several techniques have been employed to separate the plasma lipoproteins, including ultracentrifugation, thin layer chromatography, immunological techniques, and electrophoresis. Electrophoresis and ultracentrifugation are two of the most widely used methods and each has given rise to its own terminology. Table I shows the correlation of these classifications and the relative lipid and protein composition of each fraction.

Classification according to:		Composition - % in each fraction			
Electrophoretic Mobility	Ultra-centrifuge	Protein	Glyceride	Cholesterol	Phospholipids
Chylomicrons		2%	98%		
Beta	LDL*	21%	12%	45%	22%
pre-Beta	VLDL*	10%	55%	13%	22%
Alpha	HDL*	50%	6%	18%	26%

*Nonstandard abbreviations: LDL (low density lipoprotein), VLDL (very low density lipoprotein), HDL (high density lipoprotein).

Various exceptions to the above classifications inevitably exist. One of these is the "sinking pre-beta", which is pre-beta migrating material which "sinks" in the ultracentrifuge along with the LDL (beta migrating) fraction[6]. This is the Lp(a) lipoprotein reported by Dahien[7]. It is considered a normal variant found in 10% of the population.

Another exception is the "floating beta", which is beta migrating materials "floating" in the ultracentrifuge with the VLDL.

This abnormal lipoprotein appears in Type III hyperlipoproteinaemias. Various types of support media have been used for the electrophoretic separation of lipoproteins. When Fredrickson originally devised the classification system, he used paper electrophoresis[1,8]. More recently agarose-gel, starch block and polyacrylamide gel have been used[5,7].

The SAS-MX Lipoprotein Kit separates serum / plasma lipoproteins according to charge in agarose gel. The lipoproteins are then fixed and stained for visualisation.

WARNINGS AND PRECAUTIONS

All reagents are for in-vitro diagnostic use only. Do not ingest or pipette by mouth any kit component. Wear gloves when handling all kit components. Refer to the product safety data sheet for risk and safety phrases and disposal information.

COMPOSITION
1. **SAS-MX Lipoprotein Gel (x10)**
   Contains agarose in a Tris / Barbital buffer with sodium azide and thiomersal as preservative. The gel is ready for use as packaged.
2. **Tris / Barbital Buffer Concentrate (1x 100ml)**
   Contains concentrated Tris / Barbital buffer with sodium azide as preservative. Dilute the contents of the bottle to 1 litre with purified water and mix well.
3. **SAS-MX Lipoprotein Stain (1x 1g)**
   Contains Fat Red 7B stain. Dissolve the contents of the vial in 1 litre of Methanol, stir for 24 hours and filter before use. Preparation of working stain: Immediately prior to use, add 5ml of purified water to 25ml of the stock stain. Add the water drop-wise with stirring.
4. **Other Kit Components**
   Each kit contains Instructions For Use and sufficient Sample Application Templates and Blotters A and C to complete 10 gels.

STORAGE AND SHELF-LIFE
1. **SAS-MX Lipoprotein Gel**
   Gels should be stored at 15...30°C and are stable until the expiry date indicated on the package. DO NOT REFRIGERATE OR FREEZE. Deterioration of the gel may be indicated by 1) crystalline appearance indicating the gel has been frozen, 2) cracking and peeling indicating drying of the gel or 3) visible contamination of the agarose from bacterial or fungal sources.
2. **Tris / Barbital Buffer**
   The buffer concentrate should be stored at 15...30°C and is stable until the expiry date indicated on the label. Diluted buffer is stable for 2 months at 15...30°C.
3. **SAS-MX Lipoprotein Stain**
   The powdered stain should be stored at 15...30°C and is stable until the expiry date indicated on the label. Dissolved stain is stable for 6 months at 15...30°C. Store in a tightly stoppered bottle.

ITEMS REQUIRED BUT NOT PROVIDED
Cat. No. 4063 Chamber
Cat. No. 1525 EPS600 Power Supply
Drying oven with forced air capable of 60...70°C
Destain solution: mix 75ml of methanol and 25ml of purified water immediately before use.
Purified water

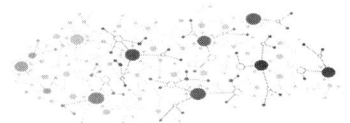

SAS-MX LIPOPROTEIN

SAMPLE COLLECTION AND PREPARATION
Fresh serum or EDTA anticoagulated plasma is the specimen of choice. Samples can be stored at 2...6°C for up to 5 days. DO NOT FREEZE.

Patient Preparation: For the most accurate phenotyping of lipoprotein patterns, the following precautions should be observed before sampling:
1) The patient should fast for a 12-14 hour period prior to sampling to prevent interference from meal-induced chylomicrons.
2) Discontinue all drugs for 3-4 weeks if possible.
3) The patient should be maintaining a stable weight and be on a normal diet for at least 1 week.
4) Wait 4-8 weeks after a myocardial infarction or similar traumatic episode.

Interfering Factors:
1) Heparin therapy can lead to alterations in the migration of the lipoproteins, particularly beta lipoprotein.
2) Samples should not be collected into heparin anticoagulant for similar reasons.

STEP-BY-STEP PROCEDURE
1. Remove the gel from the packaging and place on a paper towel. Blot the gel surface with a blotter C, discard the blotter.
2. Align the sample application template with the arrows at the edge of the gel. Place a blotter A on top of the template and rub a finger across the slits to ensure good contact. Remove the blotter and retain for use in step 5.
3. Apply 2µl of sample to each slit and allow to absorb for 7 minutes.
4. Whilst the sample is absorbing, pour 25ml of buffer into each inner section of the SAS-MX Chamber.
5. Following sample absorption, blot the template with the blotter A retained from Step 2 and remove both blotter and template.
6. Position the gel in the chamber agarose side up, aligning the positive (+) and negative (-) sides with the corresponding positions on the chamber.
7. Electrophorese the gel: 80 volts, 45 minutes.
8. Following electrophoresis, dry the gel at 60...70°C.
9. Place the dry gel in a staining dish and carefully pour the 30ml of freshly prepared working stain onto the gel. Stain for 2 minutes.
10. Destain the gel in 2 x 15-30 seconds washes of destain solution.
11. Wash the gel briefly in purified water and dry.

INTERPRETATION OF RESULTS
It is recommended that any evaluation of the gels is performed against normal values produced for this method in each individual laboratory.

1. **Qualitative Evaluation:** Visually inspect the gels for the presence or absence of particular bands of interest.
2. **Quantitative Evaluation:** Scan the gels gel side down at 525nm.

The alpha-lipoprotein (HDL) is the fastest moving fraction and migrates furthest towards the anode. The beta-lipoprotein (LDL) band is usually the most prominent fraction, migrating closest to the application point. Pre-beta lipoprotein (VLDL) migrates between the alpha and beta lipoproteins. The mobility of the pre-beta lipoprotein varies with the degree of resolution obtained, the type of pre-beta present, and the amount of beta-lipoproteins present. Sometimes, the pre-beta will appear as a smear just in front of the beta-lipoproteins, other times it may split in to 2 separate fractions or may be lacking altogether. The integrity of the pre-beta fraction decreases with sample age. Chylomicrons, when present, remain at the application point.

Calculating the amount of each lipid fraction as mg/dL or mmol/L is not recommended (see LIMITATIONS).

A normal fasting serum can be defined as a clear serum with negligible chylomicrons and normal cholesterol and triglyceride levels. On electrophoresis, the beta-lipoprotein appears as the major fraction with the pre-beta lipoprotein faint or absent and the alpha-lipoprotein band definite but less intense than the beta.
A patient must have an elevated cholesterol or triglycerides to have hyperlipoproteinaemia. The elevation must be determined to be primary or secondary to metabolic disorders such as hypothyroidism, obstructive jaundice, nephrotic syndrome, dysproteinaemias, or poorly controlled insulinopaenic diabetes mellitus.
Primary lipidaemia arises from genetically determined factors or environmental factors of unknown mechanism such as diet, alcohol intake and drugs, especially oestrogen or steroid hormones[12]. Also considered primary are those lipoproteinaemias associated with ketosis-resistant diabetes, pancreatitis and obesity. Diabetes mellitus and pancreatitis can be confusing, for it is often difficult to tell whether the hyperlipoproteinaemia or the disease is the causative factor.

For a complete review of Lipoprotein phenotyping, with descriptions of the criteria, see Fredrickson, D.S. and Lees, R.S[1,8].

Marked increases in the alpha lipoproteins are seen in obstructive liver disease and cirrhosis. Marked decreases are seen in parenchymal liver disease. Tangier's disease is a rare genetic disorder characterised by the total absence of normal alpha lipoproteins. Heterozygotes exhibit decreased levels of alpha lipoproteins[8]. It should be noted that hyperoestrogenaemia (pregnancy and oral contraceptive use) may cause moderate elevations in the alpha lipoproteins[12].

Abetalipoproteinaemia is a primary inherited defect characterised by severe deficiency of all lipoproteins of density less than 1.063 (all but the alpha lipoproteins). It is accompanied by numerous clinical symptoms and life expectancy is limited. A few cases of familial hypobetalipoproteinaemia have been reported. There is some evidence that the mutation is different from that producing abetalipoproteinaemia[8].

Lipoprotein-X is an abnormal lipoprotein often seen in patients with obstructive liver disease. It consists of unesterified (free) cholesterol, phospholipids, and VLDL protein. It migrates slower than LDL. Because of its particular lipid content, it stains poorly or not at all with the usual lipid stains and so is not usually detected by standard lipoprotein electrophoresis. Lipoprotein-X is clearly visible when using cholesterol-specific enzymatic staining methods.

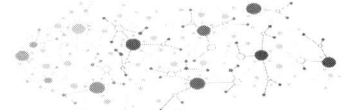

SAS-MX LIPOPROTEIN

QUALITY CONTROL
The Lipotrol Control (Cat. No. 5069) can be used to verify all phases of the procedure and should be used on each plate run. Refer to the package insert provided with the control for acceptable assay values.

LIMITATIONS
Fat Red 7B, as well as the Sudan fat stains, has a much greater affinity for triglycerides and cholesterol esters than it has for free cholesterol and phospholipids. Bands seen after staining with these dyes do not reflect a true quantitation of the total plasma lipids[10].

Since the lipid composition of each lipoprotein fraction is variable, it is essential to determine the total cholesterol and triglyceride levels before attempting to classify a pattern[8,9]. When it comes to diagnosing or ruling out a Type III hyperlipoproteinaemia, a more definitive quantitation of the lipoproteins such as ultracentrifugation[4] or PAGE electrophoresis[11] is essential.

REFERENCE VALUES
It is recommended that any evaluation of the gels is performed against normal values which have been produced for this test in each individual laboratory.

A normal range study was performed using samples from 48 apparently healthy male and female volunteers:

Fraction	Range
Alpha Lipoproteins	14 - 46%
Pre-Beta Lipoproteins	6 - 40%
Beta Lipoproteins	28 - 61.7%
Chylomicrons	0 - 2%

PERFORMANCE CHARACTERISTICS
Within-Run Precision: 8 replicates of the same sample on a single gel.

Fraction	Mean (%)	CV (%)
Alpha Lipoprotein	26.3	5.2
Pre-Beta Lipoprotein	29.4	4.0
Beta Lipoprotein	44.4	4.3

Between-Run Precision: A single sample run on 10 different gels.

Fraction	Mean (%)	CV (%)
Alpha Lipoprotein	25.2	9.0
Pre-Beta Lipoprotein	34.7	4.2
Beta Lipoprotein	44.0	2.7

BIBLIOGRAPHY
1. Fredrickson, D.S and Lees, R.S. 'A System For Phenotyping Hyperlipoproteinemias', Circulation, 1965; 31(3) : 321-327.
2. Henry, R.J. Ed., 'Clinical Diagnosis and Management of Laboratory Methods', 17th Ed., W.B. Saunders & Co., New York, 194-201, 1984.
3. Lewis, L.A. and Oppet, J.J. Ed., 'CRC Handbook of Electrophoresis Vol II Lipoproteins in Disease', CRC Press Inc., Florida, 63-239, 1980.
4. Levy, R.I. and Fredrickson, D.S. 'Diagnosis and Management of Hyperlipoproteinemia', Am. J. Cardiol., 1968; 22(4) : 576-583.
5. Houstmuller, A.J., 'Agarose-gel Electrophoresis of Lipoproteins: A Clinical Screening Test', Koninklijke Van Gorcum and Comp., The Netherlands, p5, 1969.
6. Stonde, N.J. and Levy, R.I. 'The Hyperlipidemias and Coronary Artery Disease', Disease-A-Month, 1972.
7. Dahlen, G. 'The Pre-Beta Lipoprotein Phenomenon in Relation to Serum Cholesterol and Triglyceride Levels: The Lp(a) Lipoprotein and Coronary Heart Disease', Umea University Medical Dissertations, Sweden, No. 20, 1974.
8. Fredrickson, D.S., Levy, R.I. and Lees, R.S., 'Fat Transport in Lipoproteins - An Integrated Approach To Mechanisms and Disorders' N. Eng. J. Med., 1967; 276 : 34-42, 94-103, 148-156, 215-226, 273-281.
9. Fredrickson, D.S. 'When To Worry About Hyperlipidemia' , Consultant, December 1974.
10. Davidsohn, I. And Henry, J.B., Todd-Sanford: 'Clinical Diagnosis by Laboratory Methods', 15th ed., p 639, 1974.
11. Masket, B.H., Levy, R.I and Fredrickson, D.S., 'The Use Of Polyacrylamide Gel Electrophoresis in Differentiating Type III Hyperlipoproteinemia', J. Lab. Clin. Med., 1973; 81(5) : 794-802.
12. World Health Organisation Memorandum: Classification of Hyperlipidemias and Hyperlipoproteinemias', Circulation, 1972; 45 : 501-508.

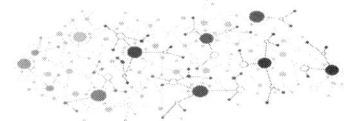

아산셋트 총 철결합능 측정용 시약
TIBC
NPS법

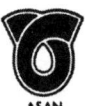

■ 측정법의 원리

혈청에 염화제2철(Fe^{3+})을 가하면 유리 트란스페린은 철과 결합합니다. 다음에 과잉 철은 탄산마그네슘에 의해 제거됩니다. 이 트란스페린과 결합한 Fe^{3+}과 이미 트란스페린과 결합하고 있는 Fe^{3+}를 산성하에서 유리시키고 환원제인 아스코르빈산을 이용하여 Fe^{2+}로 환원합니다.

Fe^{2+}는 키레트제 2-(5-Nitro-2-Pyridylazo)-5-(N-Propyl-N-Sulfopropylamino)-Phenol과 결합하여 갈색의 키레트화합물을 형성합니다.

이것을 파장 590nm에서 비색측정하여 혈청철을 구합니다.

■ 특   징

(1) 고감도 키레트제인 NPS를 사용하므로 검체의 사용량이 0.2ml로 극소화되었습니다.
(2) 다른 금속물질에 의한 영향이 거의 없습니다.
(3) 지질혈청에 의한 영향이 거의 없습니다.
(4) 조작이 간단합니다.
(5) 탈철시험관이 포함되어 있습니다.

■ 시약내용   50회용

(1) 철용액(AM 507-1) ·········· 20ml×1
    염화제2철   19.36mg/ℓ
(2) 흡착제(AM 507-2) ·········· 2.5g×1
    탄산마그네슘   2.5g/병
(3) 환원제(AM 507-3) ········· 100ml용×1
    아스코르빈산   0.352g/ℓ
(4) 완충액(AM 507-4) ·········· 100ml×1
    초산나트륨   81.65g/ℓ
    초산   42.04g/ℓ
(5) 정색시액(AM 507-5) ········ 25ml×1
    2-(5-Nitro-2-Pyridylazo)-5-(N-PropylN-Sulfopropylamino)-Phenol[NPS] ········· 0.070g/ℓ
(6) 표준액(AM 507-6) ·········· 10ml×1
    황산제1철암모늄   0.014g/ℓ
    (Fe 200μg/mℓ상당)

※ 부속품
    탈철시험관 ················· 50개
    스푼 ······················· 1개

■ 용법 및 용량

1. 시약의 조제법

환원제 1병을 완충액 1병으로 용해하여 사용완충액으로 합니다. 이 용액은 실온보존(25℃)으로 1주, 냉암소보존(2-10℃)으로 2개월간 사용가능합니다.

2. 측정조작법

상청액의 분리

시험관	검 체 용
검 체	0.2ml
철 용 액	0.4ml
잘 혼합합니다.	
흡 착 제	스푼으로 1스푼 가합니다.
잘 혼합하고, 파라필름등으로 덮고, 실온에 5분이상 방치한 후 3,000rpm 10분간 원심분리합니다.	
상층액 0.1ml 취하여 철 측정 조작을 실시합니다.	

※주1) 파라필름을 덮는 것은 증발, 철의 오염 등을 방지하기 위해서 입니다.
주2) 흡착제는 1스푼의 양이 약 50mg입니다.

철 측정 조작법

	검체용	표준용	시약블랭크용
상 청 액	0.1ml		
표 준 액		0.1ml	
정 제 수			0.1ml
사용완충액	2.0ml	2.0ml	2.0ml
잘 혼합하여 37℃에서 5분간 가온			
정색시액	0.5ml	0.5ml	0.5ml
잘 혼합하여 37℃에서 5분간 가온한 후, 실온에 5분이상 방치하여 2시간이내에 시약블랭크를 대조로 590nm에서 흡광도 측정			

아산제약주식회사

※주1) 표준액 및 시약블랭크는 검체측정과 동시에 매회 측정하여 주십시오.
주2) 2파장 측정의 경우에는 주파장 600nm, 부파장 700nm를 사용하여 주십시오.

〈계 산 법〉
● TIBC량($\mu g/d\ell$)

$$= \frac{\text{상청액의 흡광도}}{\text{표준액의 흡광도}} \times \text{표준액의표시치}(200\mu g/d\ell) \times 3\text{\#}$$

\# 이 숫자는 검체희석비율

$$3 = \frac{\text{검체}(0.2m\ell) + \text{철용액}(0.4m\ell)}{\text{검체}(0.2m\ell)}$$

● UIBC량($\mu g/d\ell$)
UIBC량 = TIBC량 - 혈청철량

● 포화율 구하는 법

$$\text{포화율}(\%) = \frac{\text{혈청철량}}{\text{TIBC}} \times 100$$

■ 사용상의 주의사항
(1) 철청은 냉장보존으로 1주일간 안정합니다.
(2) 사용하는 피펫, 시험관, 분광광도계의 셀등은 탈철처리하여 주십시오.
 - 탈철처리법 : 1N 염산에 2시간 이상 침적한 후 정제수에 헹구어 철의 오염이 없는 곳에서 건조시킵니다.
(3) 사용완충액은 냉암소에서 2개월간 안정하지만 사용피펫등의 오염으로 인하여 발색등의 가능성이 있으므로, 사용시 특히 주의하십시오.
(4) TIBC농도는 채혈시간에 따라 변화가 없으나, 혈청철의 농도가 채혈시간에 따라 차가 심하므로 되도록 같은 시간대에 채혈하거나, 공복시에 채혈하는 것이 검사성적평가에 좋습니다.
(5) 용혈은 (+)의 오차를 유발합니다.
(6) EDTA 및 Dextran, 이중초산, 구연산, 헤파린등은 측정을 방해하므로 항응고제가 처리된 검체는 사용하지 마십시오.
(7) 빌리루빈은 20mg/dℓ까지 영향을 주지 않습니다.

(8) 사용시액은 입으로 피펫팅하지 말고, 피부나 눈에 접촉되지 않도록 주의해야 합니다.
(9) 임상검사외 사용을 금해주십시오.

■ 정상치
남 : 250 - 380 $\mu g/d\ell$
여 : 250 - 450 $\mu g/d\ell$

■ 저장방법 및 유효기간
냉암소보존(2 - 10℃), 제조후 1년

■ 포장단위
50회용, 100회용, 200회용

■ 교 환
본 의약품은 엄격한 품질관리를 필한 제품입니다. 만약 구입시 유효기간 또는 사용기간이 경과되었거나 변질, 변패 또는 손상된 제품등은 교환하여 드립니다.
연락처 : 시약사업부 (02)924-5734~8

제조발매원

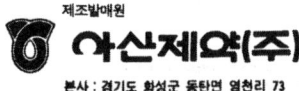

본사 : 경기도 화성군 동탄면 영천리 73
서울사무소 : 924-5 7 3 4~8

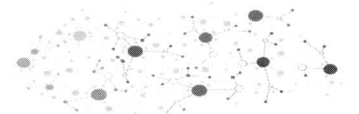

[참고문헌]

1. 이창규 외 공저, 임상화학, 범문에듀케이션, 2017

2. 김대은 외 공역, 임상화학검사학, 대학서림, 2015

3. 임상화학교재편찬위원회, 임상화학 I, II 제2판, 청구문화사, 2016

4. 강영태 외 공역, 임상진단화학, 범문에듀케이션, 2013

5. 문인경 외 공저, 임상화학 총론, 해진미디어, 2016

6. 문인경 외 공저, 임상화학 각론, 해진미디어, 2016

7. 이국성 외 공역, 임상화학, 바이오메디북, 2012

8. 정헌근 외 공역, 체액 및 요검사학, 청구문화사, 2016

9. 박기호 외 공저, 최신임상검사분석기기, 고려의학, 2011

10. 문해란 외 공저, 분석방법의 정도관리, 정문각, 2012

11. 유진철 외 공역, 핵심생화학, 이퍼블릭, 2010

12. 이준역 역, 의학통계학, 이퍼블릭, 2010

[색 인]

1,5-언히드로글루시톨	74
D-form	67
etched ring	27
gluconeogenesis	71
glycogenesis	71
glycogenolysis	71
glycolysis	71
Levery-Jennings 관리도	57
L-form	67
pH 측정기	40
PPM	18
감염원	3
겸상적혈구빈혈증	86
경고치검색법	61
경구 포도당 내성 검사	73
경쟁적 저해	123
관리물질	56
구상단백질	89
국제단위	123
국제단위계	17
넘버플러스법	61
노르말 농도	18
누화법	60
다당류	70
다중규칙 시스템	58
단당류	67
단백질 접힘	87

당량	18
당화 헤모글로빈	73
동류집단	55
메니스커스	27
메스실린더	29
모어 파이펫	27
몰 농도	18
몰랄 농도	18
물질안전자료	9
미카엘리스 정수	122
미카엘리스-멘텐식	123
민감도	55
밀도	18
반복측정법	61
반사율 광도측정법	50
방사능 위험인자	10
변동계수	55
변동계수비	55, 62
변동지수점수	56, 62
변화치검색법	61
보조인자	121
분광광도측정법	47
분별깔때기	29
분주기	29
뷰렛	29
비경쟁적 저해	124
비이커	29
비중	18

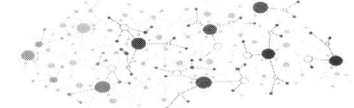

삼각플라스크	29	중앙값	55
상대원심력	37	지방산	101
생물학적 위험인자	3	지질	101
섬유상단백질	89	지질단백질	105
속도측정기	38		
속빈 중공음극램프	49	최빈값	55
수용	27	출용	27
숙주	3		
스필키트	5, 7	콜레스테롤	104
쌍치법	60		
		탁도측정법	50
아미노산	81	탄수화물	67
예리한 물건 위험인자	6	특이도	55
오스트발트-폴린 파이펫	27		
용량 파이펫	27	퍼센트 농도	18
용량 플라스크	28	평균치	55
원심분리기	37	포도당 산화효소법	72
원자흡광측정법	49	포도당 탈수소효소법	72
이당류	69	표준물질	56
인슐린	71	표준편차	55
인지질	103	표준편차 지수	56, 61
		프록토사민	74
잠재적 위험요소	3		
저울	39	헥소키네이스법	72
전기적 위험인자	11	혈청 파이펫	27
전효소	121	형광측정법	48
정밀도	55, 56	화재/폭발 위험인자	11
정상인 평균치	61	화학발광 측정법	51
정확도	55, 56	화학적 위험인자	7
주효소	121	환경	3
중성지방	102	희석	19

임상화학 실무
The Practice of Clinical Chemistry

저　자 | 이인수 • 著

발 행 처 | 에듀컨텐츠휴피아
발 행 인 | 李 相 烈
발 행 일 | 초판 1쇄 • 2018년 2월 20일

출판등록 | 제2017-000042호 (2002년 1월 9일 신고등록)
주　 소 | 서울 광진구 자양로 30길 79
전 　화 | (02) 443-6366
팩　 스 | (02) 443-6376
e-mail　 | huepia@daum.net
web　　 | http://cafe.naver.com/eduhuepia
만든사람들 | 기획 • 김수아 / 책임편집 • 이주훈 황혜영 유현주 이민애 배유나
　　　　　 디자인 • 김미나 / 영업 • 이순우

정　 가 | 12,000원
I S B N | 978-89-6356-223-0 (93510)

※ 책의 일부 또는 전체에 대하여 무단복사, 복제는 저작권
　 법에 위배됩니다.

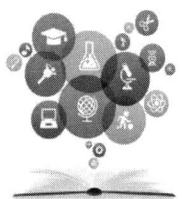

[도서검색용 QR코드]